篇

预防出生缺陷科普教育手册

组织编写　湖南省妇幼保健院
（湖南省生殖医学研究院）

主　编　王　华　方俊群　荣晓萍

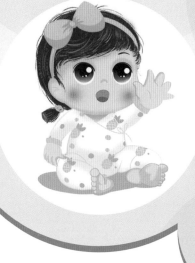

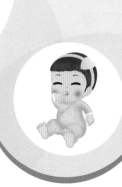

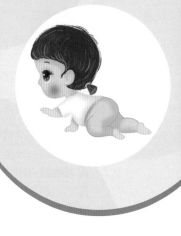

人民卫生出版社
·北　京·

图书在版编目（CIP）数据

预防出生缺陷科普教育手册 / 湖南省妇幼保健院组织编写 .—— 北京：人民卫生出版社，2022.4

ISBN 978-7-117-32918-7

Ⅰ.①预… Ⅱ.①湖… Ⅲ.①新生儿疾病 – 先天性畸形 – 预防（卫生）– 手册 Ⅳ.① R726.2–62

中国版本图书馆 CIP 数据核字（2022）第 037584 号

人卫智网	www.ipmph.com	医学教育、学术、考试、健康，购书智慧智能综合服务平台
人卫官网	www.pmph.com	人卫官方资讯发布平台

预防出生缺陷科普教育手册

Yufang Chusheng Quexian Kepu Jiaoyu Shouce

组织编写：湖南省妇幼保健院
出版发行：人民卫生出版社（中继线 010-59780011）
地　　址：北京市朝阳区潘家园南里 19 号
邮　　编：100021
E - mail：pmph @ pmph.com
购书热线：010-59787592　010-59787584　010-65264830
印　　刷：北京顶佳世纪印刷有限公司
经　　销：新华书店
开　　本：710 × 1000　1/16　印张：15
字　　数：175 千字
版　　次：2022 年 4 月第 1 版
印　　次：2022 年 5 月第 1 次印刷
标准书号：ISBN 978-7-117-32918-7
定　　价：79.00 元

预防出生缺陷科普教育手册

编写委员会

主　　审　徐　韬

主　　编　王　华　方俊群　荣晓萍

副 主 编　冯彬彬　彭　莹　黄美华　杨文珍

编　　者（以姓氏汉语拼音为序）

陈浩峰	陈琼英	陈莹莹	杜　翠	方华玲
方俊群	何　丽	何东任	何伟军	冯彬彬
黄　艳	黄美华	金　野	梁昌标	刘佳慧
刘璇子	罗　燕	彭　莹	荣晓萍	王　华
王爱华	王晓丽	吴　丹	吴　奎	谢冬华
熊黎黎	熊书晗	杨文珍	袁　姗	曾亚薇
邹柯涵				

美术设计　富　贵　大　V

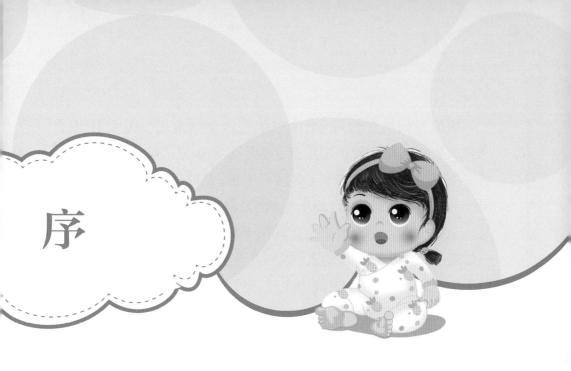

序

人口素质，关系国家和民族的未来，防治出生缺陷，保障健康成长，既是 4 亿多家庭的共同期盼，也是提高人口素质，实现全民健康、奠定民族昌盛的重要基础。党和政府始终高度重视出生缺陷防治工作，启动了免费孕前优生健康检查、增补叶酸预防神经管缺陷、地中海贫血防控、贫困地区新生儿疾病筛查等国家重大公共卫生项目，推行出生缺陷防治系列惠民举措，并在全国范围内广泛开展出生缺陷防治的社会宣传和健康教育活动。

新时代，以习近平同志为核心的党中央，坚持人民至上，生命至上，把维护人民生命摆在更加突出的地位，高度重视解决出生缺陷等威胁妇女儿童健康的突出公共卫生问题，防治出生缺陷，被纳入《"健康中国 2030" 规划纲要》《健康中国行动（2019—2030 年）》等重要国家规划和计划。2021 年，中共中央、国务院印发《关于优化生育政策促进人口长期均衡发展的决定》，明确指出要提高优生优育服务水平，推动围孕期、产前、产后一体化管理服务和多学科协作，综合防治出生缺陷。

　　湖南省妇幼保健院（湖南省生殖医学研究院）、国家卫生健康委出生缺陷研究与预防重点实验室紧跟国家战略步伐，集多学科专家之力，精心编写的这本科普手册，是继《科学孕育 关爱无限——做好优生优育，远离出生缺陷》科普绘本出版之后，推出的又一全新力作。作为预防出生缺陷系列科普读本的儿童篇，该书一如既往秉承了广大妇幼人"以妇女儿童健康为中心"的理念，以精心构思的小故事、小案例为主线，就读者所关心的、促进儿童健康成长的相关知识进行普及，知识涉及宝宝出生后的健康养育问题，以及出生缺陷儿童的康复与家庭照护等多个方面，语言通俗易懂，画面简洁清新，人物活泼生动，内容实用，观点准确，表述清晰，形式新颖，不仅能为儿童家长、监护人、照护者提供必要的健康知识信息，更能为出生缺陷防控工作者提供专业参考。

　　健康科普的目的是促进健康行为的形成，推出这本科普手册，旨在帮助广大父母们在宝宝出生后采用健康的方式进行养育和照护，促进儿童健康成长，减少儿童患病和残疾发生。父母们学习科学的育儿知识、掌握娴熟的育儿技能，无私、无怨、无悔的付出，是对孩子最好的爱。

　　在"三孩"政策福利的大背景下，希望这本科普书能为千万家庭生育健康宝宝而发挥绵薄之力，成为千万家庭科学养育健康宝宝的福音，为提高我国出生人口素质作出贡献！

周锦颢

湖南省卫生健康委

2022 年 1 月

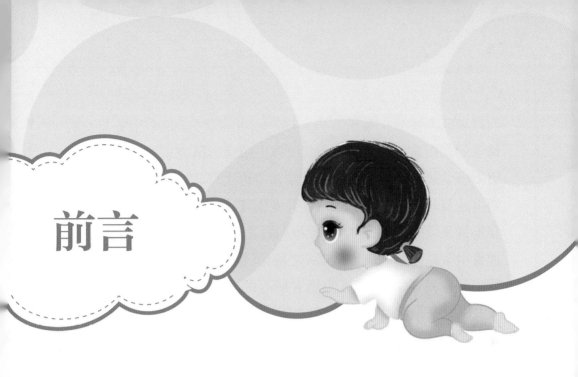

前言

儿童不仅是家庭的希望,更是国家的未来、民族的希望。2021年,国务院颁布的《中国儿童发展纲要(2021—2030年)》中,将"儿童与健康"问题纳入了儿童事业发展的首要领域,明确了"构建完善覆盖婚前、孕前、孕期、新生儿和儿童各阶段的出生缺陷防治体系,预防和控制出生缺陷"的主要目标,并对"加大儿童健康知识宣传普及力度,强化父母或其他监护人是儿童健康第一责任人的理念"等方面提出了具体的策略措施要求。

如何做好出生缺陷防控工作,提高出生人口素质,促进儿童健康成长,一直是妇幼保健工作者重点思考的问题之一。如果说新生命的诞生,是一篇关于英勇精子突破重围、与心仪卵子甜蜜结合的传奇故事,那么见证和陪伴新生命的成长,则更像在抒写一部曲折离奇、荡气回肠的宏伟巨著,不仅需要更长的时间,更需要付出更多的心血与努力。每个孩子都是天使,但每一个天使的成长之路并非都是平坦而充满阳光的,也许有荆棘丛生,也许会坎坷不平……这将给天使的守护者们带来巨大挑战。秉承着"母亲安全，儿童优先"这个服务与发展理念的湖南省妇幼保健院（湖南省生殖医学研究院）、国家卫生健康委出生缺陷研究与预防重点实验室再次行动，组织了医学遗传、新生儿及儿童保健、儿童五官、儿童康复、中医儿科、健康教育等众多学科领域的专家，在继《科学孕育 关爱无限——做好优生优育，远离出生缺陷》科普绘本出版之后，又精心编写了这本《预防出生缺陷科普教育手册》。本书适合所有的准父母、新手父母、儿童家长及家庭其他成员阅读，同时也能为托幼机构的卫生保健工作者／老师、基层医务工作者在开展促进儿童健康相关工作的时候提供参考。

　　全书分为"初识小天使""给健康加个'码'""因爱守护""特别的爱给特别的你"四个章节，帮助家长认识了解孩子的生长发育特点、新生儿相关疾病筛查、促进儿童健康的常见方法以及常见出生缺陷疾病患儿的家庭照护要点等健康知识。作为《科学孕育　关爱无限——做好优生优育，远离出生缺陷》的知识补充，本书依然采用了科普绘本的形式，通过一个个活泼可爱的人物形象、一个个生动的小故事、小案例，进行出生缺陷三级防控的健康知识普及。

　　本书由湖南省科技创新计划"湖南省出生缺陷协同防治科技重大专项（项目编号：2019SK1010）子项目——湖南省出生缺陷防控质量保障体系研究（项目编号2019SK1011）"、中国疾病预防控制中心妇幼保健中心母婴营养与健康研究项目（项目编号：2020FYH030）资助。

　　防治出生缺陷，任重道远、成之惟艰，需全社会共同关注、共同参与。出生缺陷防控涉及人群广泛，处于婚前、备孕、孕产期及儿童养育期各个阶段的人群,都需要主动了解和学习相关知识。由于出生缺陷防控技术的不断更新,防控措施的不断完善,本书可能还存在许多未能涵盖的内容,如有疏漏和不足之处,敬请不吝赐教指正为盼!

王 华

湖南省妇幼保健院

(湖南省生殖医学研究院)

2022 年 1 月

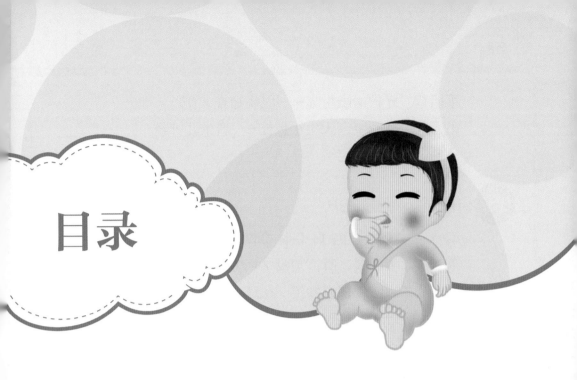

目录

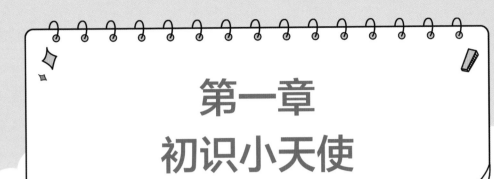

第一章
初识小天使

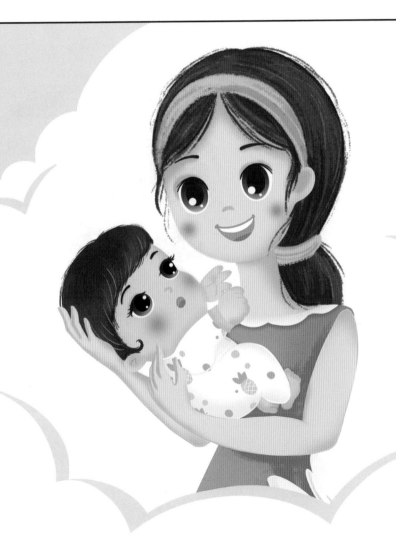

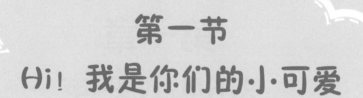

第一节
Hi！我是你们的小·可爱

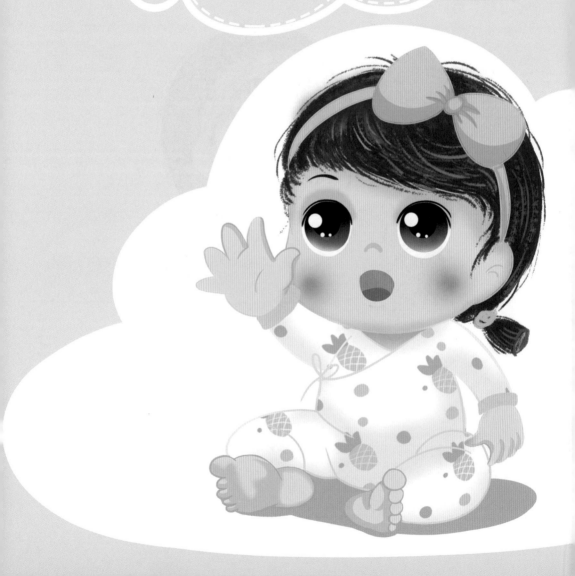

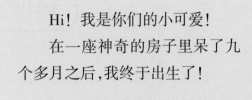

Hi！我是你们的小可爱！
在一座神奇的房子里呆了九个多月之后，我终于出生了！

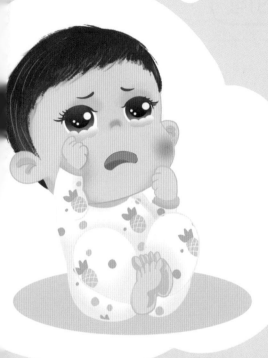

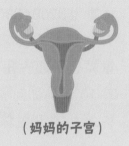

（妈妈的子宫）

这是我的爸爸和妈妈！
他们可都是第一次为人父母哦！瞧！他们甭提有多开心了！

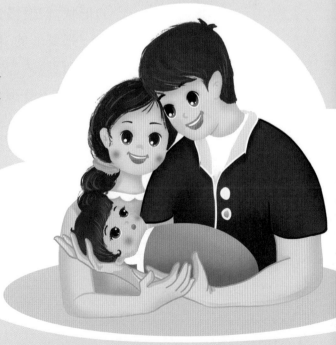

科普时间

姓名:新生儿

年龄:0~28 天

体重:足月新生儿出生时平均体重为 3200~3300 克,出生后 3~5 天一般会有体重减轻的现象(体重减轻不超过出生体重的 10%),7~10 天内即可恢复至出生体重,称之为"生理性体重下降"。

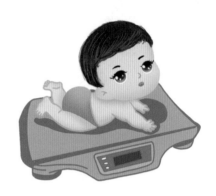

前囟

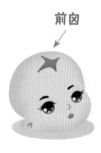

头部:新生儿的头比较大,头骨还未定型,一些宝宝由于分娩过程中压迫,头部会呈现奇怪的形状,但慢慢会恢复正常。新生儿头顶中央有一张菱形的"门",我们称为"前囟"。在头枕部的"门",为"后囟","后囟"出生时较小或已闭合,最迟 6~8 周龄闭合,而"前囟"一般于 1~1.5 岁闭合,最迟于 2 岁闭合。

身长:平均约为 50 厘米,满月时会平均增加 3~5 厘米。

头围:平均头围为 34~35 厘米。

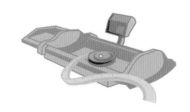

腹部:腹部柔软,稍膨隆。

皮肤:全身皮肤柔软、红润,刚出生时皮肤表面有少量白色胎脂,出生几天后,皮肤开始脱落,颜色可能泛黄或起皮疹,一般几天后自然痊愈。

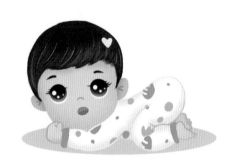

四肢:双手握拳,四肢短小,并弯曲,像小青蛙一样,日后会逐渐伸展。

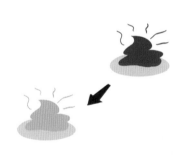

呼吸:新生儿的呼吸浅表且不规律,呼吸时肚子会上上下下,每分钟40~45次,深睡眠时偶尔会有片刻暂停。

循环:宝宝的心率比成人快,新生儿多数在每分钟120~140次。

消化:宝宝的胃呈水平位,胃入口的肌肉暂时不发达,哺乳后容易溢奶;出生后24小时内排出黑绿色、黏稠、发亮的胎便,2~3天排完,以后很快变为黄色便。

神经发育:宝宝大脑兴奋性低,睡眠时间长,一般每天总的睡觉时间可达18小时;存在觅食、拥抱、握持、踏步等原始反射活动。如触摸刚出生两三天新生儿的手掌时,他会紧紧抓住你的手指引起抓握反射。

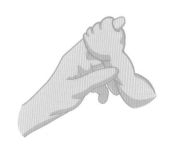

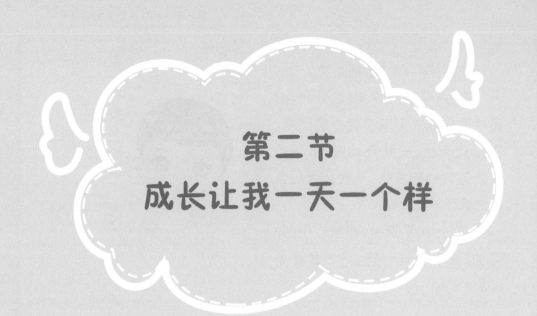

第二节
成长让我一天一个样

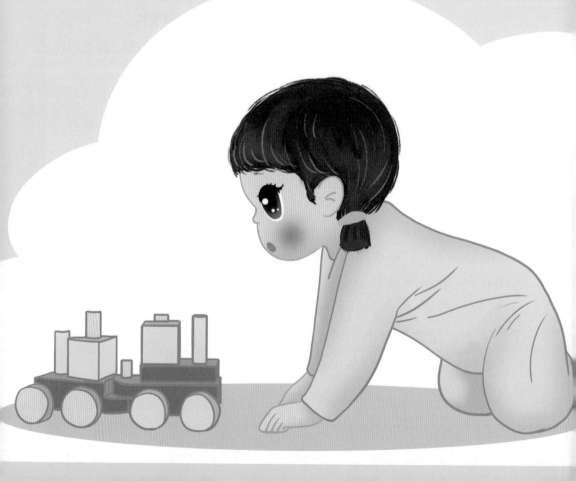

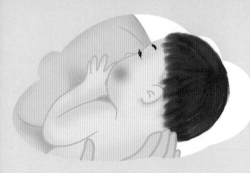

第一次吃奶

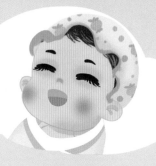

第一次笑

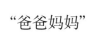

"爸爸妈妈"

"宝宝,到妈妈这里来!"
"宝宝,好棒!"

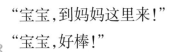

第一次叫爸爸妈妈   第一次行走

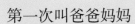

我人生中众多的第一次……
爸爸妈妈,请一定不要错过哦!

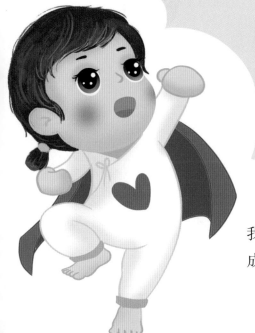

我感觉今天的自己和昨天又有不同哦!
成长让我快乐!

科普时间

1 月龄：

喜欢握拳、蹬腿、挥手臂，听声音有反应，手和下巴可能会抖动，易受惊。可以将小手移动到视线范围内，头可以从一侧转到另外一侧。

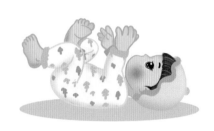

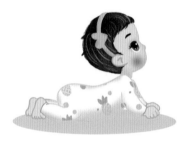

2~3 月龄：

开始学习抬头到俯卧支撑，头抬45度，双手由小拳头的姿势逐渐松开，能注视双手，胸前玩手，能握住小玩具并摇晃。

4~6 月龄：

会翻身、大笑，支撑坐逐渐到独坐一会儿。抱着双脚啃，躺着以不同的姿势滚动自己。由本能的抓握反射过渡到自主抓握。

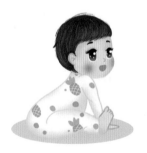

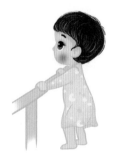

7~9 月龄：

独坐弯腰拾物，灵活翻身，开始学习爬行，扶物站立片刻，喜欢敲打能够发出声音的物品，抠洞洞，会双手传递物品，捏小球。

10~12 月龄：

能扶物站立，独站片刻，扶走。手指动作更加灵活，用手指拿东西吃得很好，用杯子喝水，喜欢故意把东西扔掉又拣起，玩藏东西的游戏。

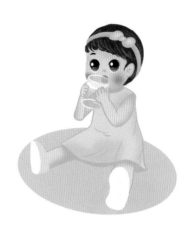

12~24 月龄：

学习独立行走、上下楼梯、踮起脚尖、踢球、跑、用勺子吃饭。学习辨认形状和颜色，会涂鸦、搭积木、喜欢玩"角色扮演"游戏。

24~36 月龄：

可以随意地向前或者向后移动，上下楼梯、跳跃、骑脚踏三轮车，能独立穿衣服，做一些家务活，会开门和打开容器、操纵玩具能活动的部件。

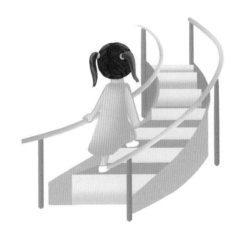

宝妈来问

Q1：有什么办法能让家长发现宝宝的发育问题？

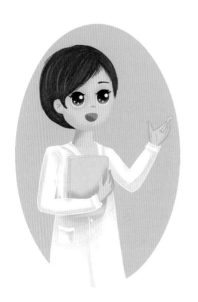

有！

家长在家中可以用"儿童心理行为发育问题预警征象筛查表"来检查宝宝有无发育问题。该表列举了 3 月龄至 6 岁宝宝的共 44 个"预警征象"，家长对应宝宝的相应月龄，观察是否存在表中列举的症状，如果有任何一项表现，就意味着宝宝的发育可能存在问题。

【小提示】

当家长运用"儿童心理行为发育问题预警征象筛查表"检查孩子，发现有任何一项异常时，一定要及时带孩子到医院就诊哦！

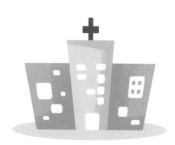

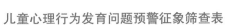

儿童心理行为发育问题预警征象筛查表

年龄	预警征象	年龄	预警征象
3 月龄	1. 对很大声音没反应 2. 逗引时不发音或不会微笑 3. 不注视人脸，不追视移动人或物品 4. 俯卧时不会抬头	6 月龄	1. 发音少，不会笑出声 2. 不会伸手抓物 3. 紧握拳松不开 4. 不能扶坐
8 月龄	1. 听到声音无应答 2. 不会区分生人和熟人 3. 双手间不会传递玩具 4. 不会独坐	12 月龄	1. 呼唤名字无反应 2. 不会模仿"再见"或"欢迎"动作 3. 不会用拇食指对捏小物品 4. 不会扶物站立
18 月龄	1. 不会有意识叫"爸爸"或"妈妈" 2. 不会按要求指人或物 3. 与人无目光交流 4. 不会独走	2 岁	1. 不会说 3 个物品的名称 2. 不会按吩咐做简单事情 3. 不会用勺吃饭 4. 不会扶栏上楼梯 / 台阶
2 岁半	1. 不会说 2、3 个字的短语 2. 兴趣单一、刻板 3. 不会示意大小便 4. 不会跑	3 岁	1. 不会说自己的名字 2. 不会玩"拿棍当马骑"等假想游戏 3. 不会模仿画圆 4. 不会双脚跳
4 岁	1. 不会说带形容词的句子 2. 不能按要求等待或轮流 3. 不会独立穿衣 4. 不会单脚站立	5 岁	1. 不能简单叙说事情经过 2. 不知道自己性别 3. 不会用筷子吃饭 4. 不会单脚跳
6 岁	1. 不会表达自己的感受或想法 2. 不会玩角色扮演的集体游戏 3. 不会画方形 4. 不会奔跑		

Q2：我希望宝宝发育得更好，请问有什么方法推荐没有？

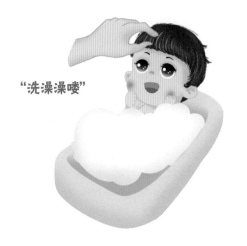

"洗澡澡喽"

1. 多跟宝宝聊天

比如在给新生儿换尿布或洗澡时，妈妈可以轻轻抚摸宝宝，并跟宝宝说"要给宝宝换尿布（洗澡）喽"，这么做能使孩子感知语言，学会倾听，体会母爱，发展听觉、视觉和触觉，激发宝宝愉快的情绪。

2. 多陪宝宝玩

家长可以根据月龄来选择适合宝宝的玩具和游戏。如追视、镜子游戏、躲猫猫、角色扮演等游戏，促进宝宝智能发育。

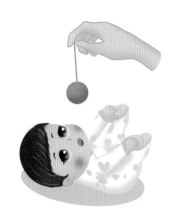

3. 多做婴儿操

婴儿操能加强宝宝的肌肉骨骼系统功能，促进动作发育，使肺活量增加，促进血液循环和新陈代谢，并能使宝宝维持愉快的情绪，有利于身心健康。

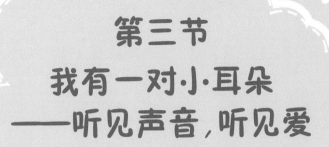

第三节

我有一对小·耳朵

——听见声音, 听见爱

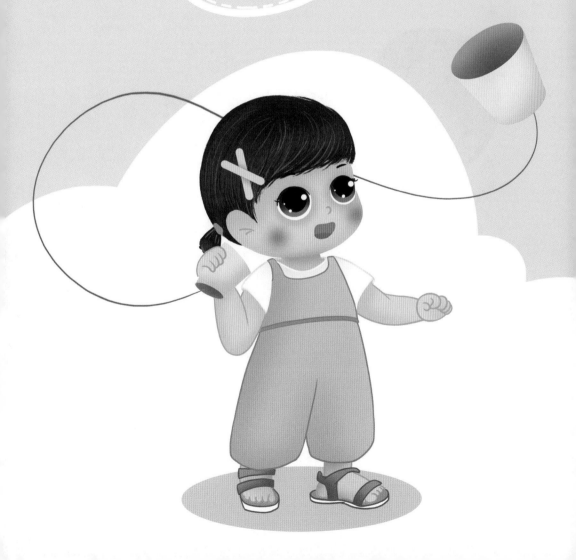

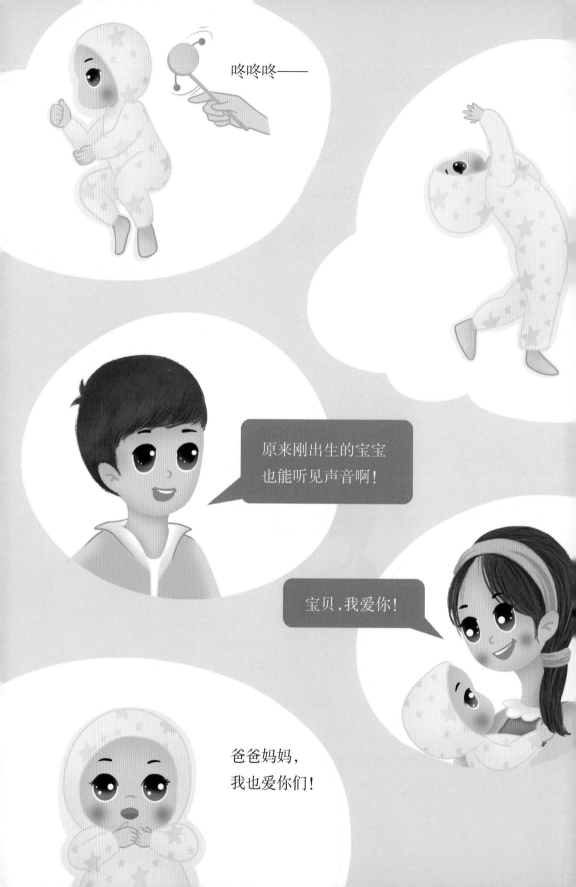

科普时间

知识点 1:

孕 6~7 个月,胎儿的听觉系统已基本形成,具备初步的听觉功能。比如妈妈体内的血流声、胃肠道的蠕动声,当然还有外界的声音,比如音乐声、说话声等等。因此,宝宝出生后,可以通过让宝宝感知熟悉的声音,起到安抚的作用。

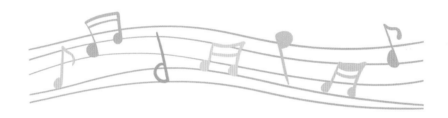

知识点 2:

出生时宝宝已经有听力了,因此对较大的声响,宝宝可能会表现出"惊跳反射",这属于正常现象,家长不用过度紧张。此外,白天也不需要刻意为宝宝营造过度安静的睡眠环境,这样有利于建立宝宝睡眠的昼夜节律。

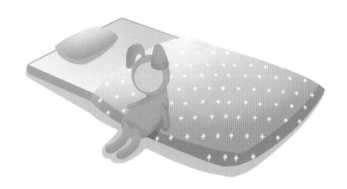

知识点 3：

　　刚出生的宝宝对声音的表现可以是听到声音后眨眼、皱眉、睁开眼睛或者眼睛转向声源等；等到宝宝头颈部力量增强后，可能表现为转头朝向声源；4 月龄后宝宝可表现出对未知声音的好奇；7~9 月龄时宝宝逐渐会通过"咿——呀——啊——"等声音与家人"对话"了。

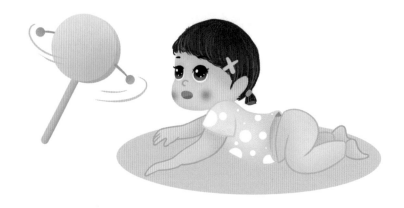

知识点 4：

　　洗澡时，避免污水灌入耳内。宝宝吐奶时，需要尽快将奶渍等清洁干净，避免流入耳道内或耳后。否则，容易引起耳道内异味，甚至炎症。

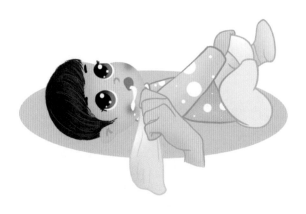

宝妈来问

Q1:宝宝敏锐的听觉,可以通过后天训练获得吗?

可以。

出生后,家长可以给宝宝创造丰富的声音环境,如说话声、雨声、风声、鸟鸣、动物叫声、走路声、不同的玩具声等,这样能够促进宝宝的听觉发育,但是应该注意避免较大的噪声环境。此外,父母、家人与宝宝充满爱意的话语,哼唱或者播放的轻柔音乐等也有助于孩子听觉的发育。

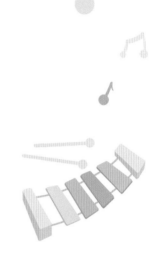

Q2:出生时宝宝听力好,是不是以后宝宝的听力都没问题了?

不是!

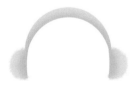

宝宝在生长发育的过程中,听力可能会受到很多危险因素的影响,比如中耳炎、外伤、噪声、药物等,这些因素都可能损害宝宝的听力。因此,只有好好保护,定期进行听力检查,才能让宝宝拥有好听力。

【小提示】

1. 如果父母双方或直系亲属有听力不好的情况,可以到医学遗传科进行咨询,降低生育听力障碍宝宝的概率。

2. 家长们要记得定期带宝宝到医院进行耳及听力保健,包括:出生后的新生儿听力初筛、42天内的听力复筛,筛查未通过的宝宝要在3月龄内进行听力诊断检查。

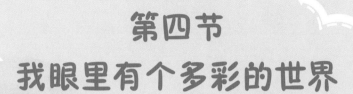

第四节
我眼里有个多彩的世界

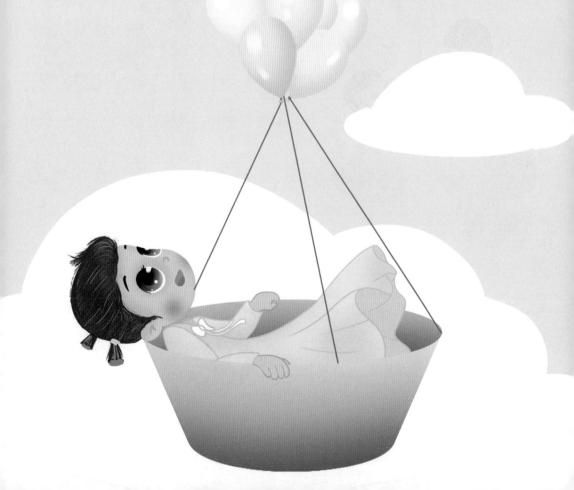

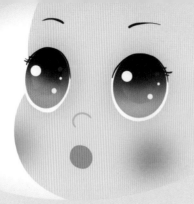

好奇！好奇！

哇，宝宝看到我了，
正对我笑呢！

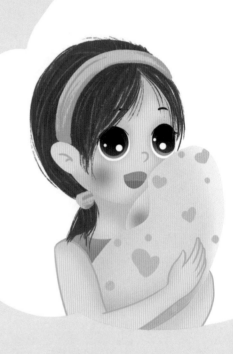

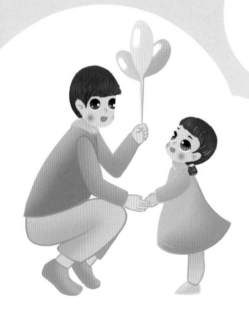

漂亮吗？

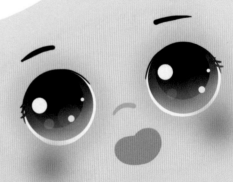

真好看！

科普时间

知识点1:

刚出生的宝宝其实只有光感,视力极差,在1月龄时也只能看清眼前20~30厘米的东西,宝宝视力是随着年龄增长而逐渐发育的。宝宝视力发育会经历漫长的过程,直到6~7岁才能达到成年人的视力水平。

知识点2:

新生儿的眼球较小,眼轴较短,此时双眼处于远视状态,这是生理性远视,称之为"远视储备量"。随着宝宝生长发育,眼球逐渐长大,眼轴逐渐变长,远视度数逐渐降低而趋于正视。远视储备量不足指裸眼视力正常,散瞳验光后屈光状态虽未达到近视标准但远视度数低于相应年龄段生理值范围,意味着其远视储备量消耗过多,有可能较早出现近视。

知识点3:

刚出生的宝宝世界是黑白的,随着年龄增长色觉逐渐发育,能看清红、黄、蓝、绿等颜色的物体。

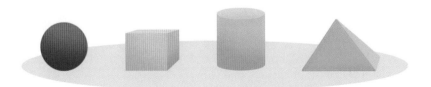

视力发育表

出生	光觉	视力极差,只有光感
1 月龄	眼前手动	只能看清在眼前 20~30 厘米的东西
2 月龄	0.01	眼睛会随慢慢移动的物体运动,开始出现保护性的眨眼反射
3 月龄	0.01~0.02	视野已达 180 度
4 月龄	0.02~0.05	手眼协调开始,能看自己的手,有时也能用手去摸所见物体
6 月龄	0.04~0.08	双眼可较长时间注视同一物体,手眼协调更为熟练
8 月龄	0.1	有判断距离的能力,设定目标后会移动身体去拿取
12 月龄	0.2~0.3	视力与细微动作协调,可处理更小的物品,如用手指抓取食物
24 月龄	0.4~0.5	发展深度知觉,能区分远处及近处的东西
3 岁	0.5~0.6	视力更敏锐,手眼协调更佳
4 岁	0.6~0.8	喜欢翻阅图书,辨别图案的方向
6~7 岁	1.0	视力达正常成人水平

知识点 4：

根据不同年龄段正常儿童眼及视觉发育特点，0~6 岁儿童应进行 13 次眼保健和视力检查。新生儿期 2 次，分别在新生儿家庭访视和满月健康管理时；婴儿期 4 次，分别在 3、6、8、12 月龄时；1~3 岁幼儿期 4 次，分别在 18、24、30、36 月龄时；学龄前期 3 次，分别在 4、5、6 岁时。

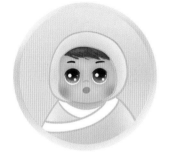

新生儿期 2 次

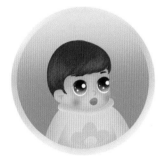

婴儿期 4 次

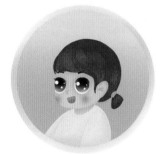

幼儿期 4 次

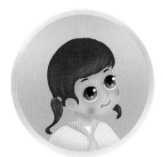

学龄前期 3 次

宝妈来问

Q1: 刚出生的宝宝不睁眼睛怎么办？

刚出生的宝宝大部分时间都在睡觉，只有少数时间是醒着的。宝宝醒来后应该注意周围光线不要太强，宝宝眼屎多要及时清理干净，这样宝宝就能睁开眼睛了。但是如果宝宝出生几天了还从来没睁眼，或者哪怕睁开也只有一点点缝隙，意味着孩子的眼睛发育可能存在问题，需要到医院眼科做进一步的检查。

Q2: 我希望宝宝视力发育得更好，有什么方法可以帮助他？

有！

新生儿能感受光亮及明暗变化，对光照有反应。新生儿视力发育需要良好的环境亮度，白天要保证室内光线明亮，夜间睡眠时应关灯。当宝宝在清醒状态的时候，可以让他仰躺在床上，拿黑白卡片（2~3月龄后可以用红、黄、蓝、绿等颜色的物体）给他看，距离眼睛20~30厘米，宝宝看到卡片后再移动。让宝宝眼睛跟着卡片来回看，从而促进视觉发育。

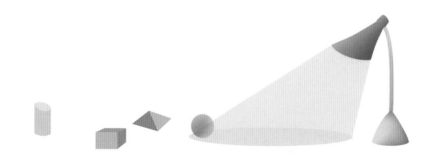

【小提示】

当宝宝对黑白卡片不追视,对人脸也没有反应的时候,宝宝存在视力发育异常的风险,需警惕先天性白内障、先天性角膜病变、先天性青光眼或恶性肿瘤、视网膜母细胞瘤等先天性致盲性眼病,应及时到医院进一步检查!

Q3: 宝宝眼屎多怎么办?

当宝宝早上起床的时候有白色的眼屎,我们可以用洗脸毛巾清理干净;但是如果是黄绿色的眼屎,擦干净后还总是有,或伴有流泪、眼红等异常,请去医院眼科就诊。

【小提示】

宝宝眼屎多的时候,千万不能用乳汁、艾叶水、淘米水等清洗眼睛,请及时到医院眼科就诊。

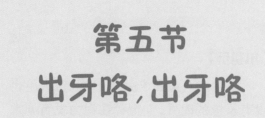

第五节
出牙咯，出牙咯

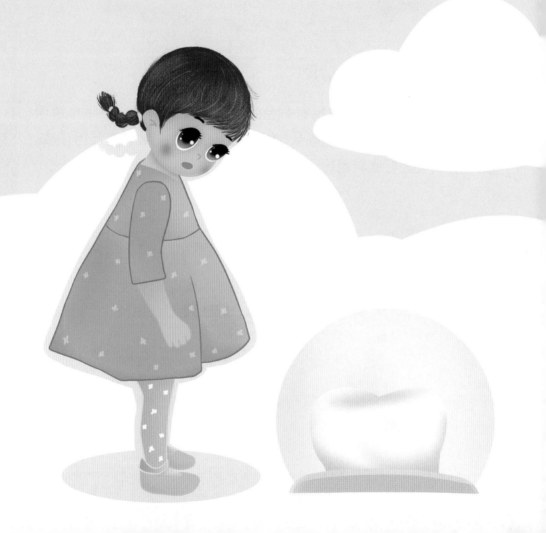

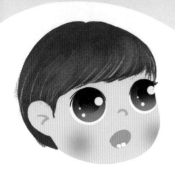

6 月龄的宝宝

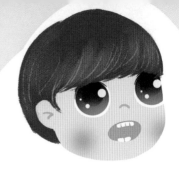

9 月龄的宝宝

宝宝出牙咯！

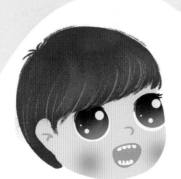

12 月龄的宝宝

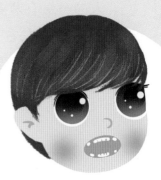

18 月龄的宝宝

幸福微笑，从"牙"开始！

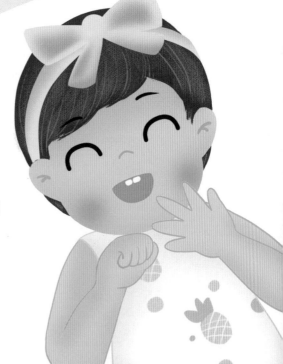

科普时间

知识点 1:

人的一生有两副牙齿,即乳牙和恒牙:乳牙 20 颗,一般 6 月龄时开始萌出,3 岁左右长齐;恒牙 28~32 颗,6~7 岁开始依序替换乳牙。由于个体差异存在,乳牙的萌出时间、换牙时间有一定的变动范围。

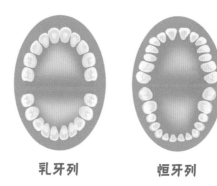

乳牙列　　　　　恒牙列

知识点 2:

不同的牙齿功能也不同:前牙用来切割食物,尖牙用来撕扯食物,磨牙用来研磨食物。完整的牙列有助于我们咀嚼食物、协助发音、维持面部外形。

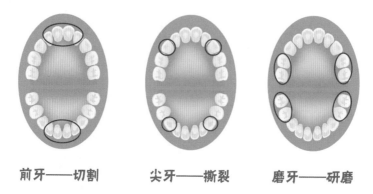

前牙——切割　　　尖牙——撕裂　　　磨牙——研磨

知识点 3:

牙齿是人体内最坚硬的组织,但是如果保护不到位,仍然容易被侵袭而发生破坏,比如常见的龋齿,也就是俗称的"虫牙",并不是真的牙齿长虫了,而是我们进食后唾液中的营养物质黏附在牙齿表面,吸引细菌附着形成牙菌斑,细菌不断生长繁殖,同时摄取唾液中的糖,分解糖,产生酸,酸侵蚀牙齿,经过一定时间形成的。

知识点 4:

龋齿(虫牙)的特点

1. 发病比较早,在乳牙萌出不久后就可能发生虫牙。

2. 波及的牙齿比较多,经常会发现孩子口腔内会有多颗虫牙同时发生。

3. 病变进展比较快,开始只有牙面颜色、质地改变,随后出现龋洞,一般龋坏呈烧瓶状(口小底大)往牙齿深部扩展,历经数月便可波及牙神经,严重者会使牙齿成为一个空壳,出现疼痛、肿胀症状,影响孩子进食、咀嚼、睡眠等。

4. 乳牙发生虫牙以后,很多患儿不会感觉到不舒服,导致没有及时发现,有些甚至已经发展到根尖周炎或者乳牙残根、残冠都没有察觉。

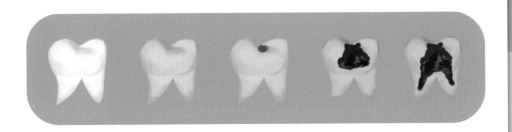

知识点 5:

　　龋齿(虫牙)是可以预防的,家长从宝宝长牙开始就要帮助宝宝刷牙,使用牙线清洁牙缝,饭后漱口,控制含糖食物的摄入,定期进行口腔检查,有问题早发现早治疗,同时获取不同阶段的口腔护理知识。

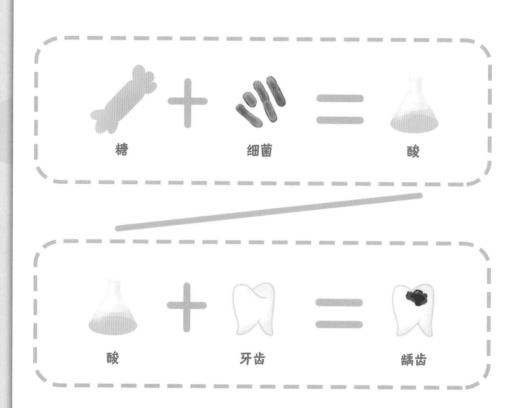

糖　　　　　　细菌　　　　　　酸

酸　　　　　　牙齿　　　　　　龋齿

宝妈来问

Q:反正乳牙会换的,长虫牙了有必要花钱花时间去治疗吗?

在宝宝 6~7 岁时只有乳前牙会换掉,乳尖牙和乳磨牙都要使用到 10~12 岁才会更换,更换后的牙齿叫恒牙。

如果原本应该替换乳牙的恒牙先天缺失了,那么乳牙就至少应该要使用到成年;其次,乳牙龋病影响宝宝的咀嚼、颌骨发育、发音、消化,还可能导致疼痛,严重者将影响营养摄入及生长发育,并且对后续恒牙萌出以及面型发育造成一定影响。

因此,家长作为宝宝口腔健康的第一责任人,要注意预防虫牙,定期带宝宝去做口腔检查,及时发现及时治疗。

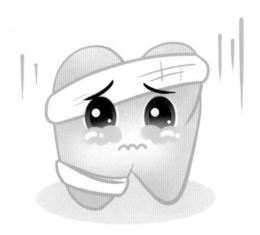

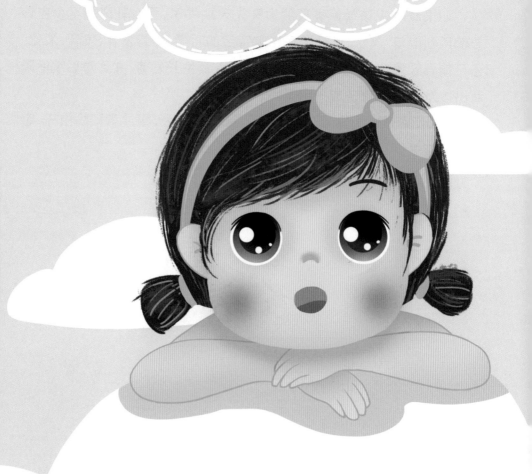

第六节
从"头"开始，感知世界

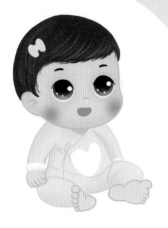

宝宝会坐了哦!

我会的可多了!

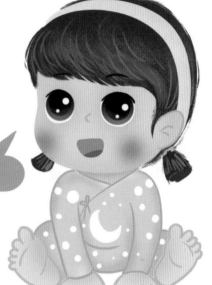

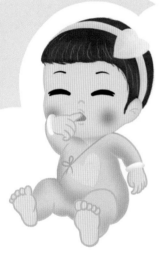

宝宝又在吃手手了!

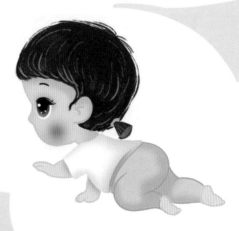

宝宝会爬了哦!

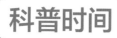

科普时间

知识点1:

在宝宝成长的过程中,家长除了要关注吃喝拉撒睡以外,更要关注宝宝的神经心理行为发育情况,包括感知、运动、语言、情感、思维、判断和意志性格等方面。

知识点2:

宝宝的运动发育包括大运动和精细运动。大运动就是通常家长们说的"小宝宝会坐了,能爬了!"宝宝的大运动发育规律为:"3月抬,5月翻,6月坐,8月爬,10月站,周岁走,2岁跑,3岁单脚跳"。

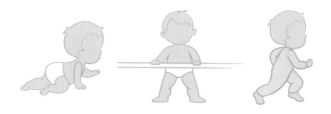

年龄	大运动发育规律
3月龄	抬头较稳,俯卧位抬头约90度
5月龄	翻身,仰卧翻到俯卧
6月龄	会坐,两手向前撑住能扶坐
8月龄	能爬,能用手－膝爬行
10月龄	能站,扶着物体侧向行走
12月龄	走路
24月龄	能跑,双足并跳
3岁	会单脚跳

知识点 3：

精细运动就是通常家长们说的"宝宝你又在吃手手，又在乱画"。精细运动发育规律为："3月手，5月抓，7月换手，9月对指，1岁画，2岁折纸，3岁搭桥"。

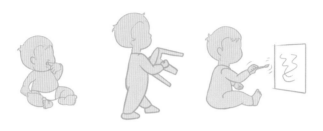

年龄	精细运动发育规律
3月龄	会吃手、玩手（在胸前玩弄及观看两手）
5月龄	会伸手抓物，在手所及的范围内抓住物体，并放入口中
7月龄	会把东西从一个手换到另一个手，能独自摇晃或玩弄小物体，开始双手配合，并出现换手、捏、敲等探索性动作
9月龄	宝宝会用拇食指钳小丸状的东西，拇指、食指指端取物
12月龄	开始喜欢乱画，用拇指、食指捏起细小的东西，出现乱画的动作
24月龄	会叠纸，2岁会把纸叠起来，能叠6~7块方木，能握住杯子喝水，一页一页翻书
3岁	会玩搭桥游戏，3岁左右的幼儿能进行铺路、搭门、搭桥等简单的结构性游戏；会把椅子一把一把连起来，就像一座小桥

知识点 4：

宝宝的语言发育，是指家长们通常说的"宝宝会叫爸爸妈妈了"，一般要经过发音、理解和表达3个阶段。

年龄	语言发育
3~4 月龄	咿呀发音
6 月龄	能听懂自己的名字
12 月龄	12 月龄时能说简单的单词,如"再见""没了"
18 月龄	18 月龄时能用 15~20 个字,指认并说出家庭主要成员的称谓
24 月龄	能指出简单的人、物名和图片
3 岁	3 岁时几乎能指认许多物品名,并说由 2~3 个字组成的短语
4 岁	4 岁时能讲述简单的故事情节

知识点 5:

宝宝适应周围人物的能力与行为,是指家长们通常说的"宝宝会笑了,宝宝有点认生"。

年龄	适应周围人物的能力与行为
2~3 月龄	小儿以笑、停止啼哭等行为,以眼神和发音表示认识父母
3~4 月龄	开始出现社会反应性的大笑
7~8 月龄	表现出认生,对发声玩具感兴趣
9~12 月龄	认生的高峰
12~13 月龄	喜欢玩变戏法和躲猫猫游戏
18 月龄	逐渐有自我控制能力,成人在附近时可独自玩很久
24 月龄	不再认生,易与父母分开,能玩交往的游戏
3 岁	会自己穿衣

宝妈来问

Q:宝宝神经心理发育跟以后的智力有关系吗?

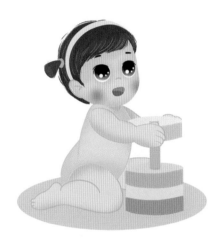

有!

神经心理发育的基础是神经系统的生长发育,尤其是脑的发育。神经心理发育出现偏差就会影响宝宝的智力发育。婴幼儿时期是神经心理发育最迅速的阶段,发展潜能大,可塑性强。

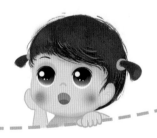

【小提示】

当家长发现自己的宝宝神经发育比正常发育要慢时,一定要及时带孩子到医院就诊哦!平常也要定期带宝宝去体检,有问题及时发现。

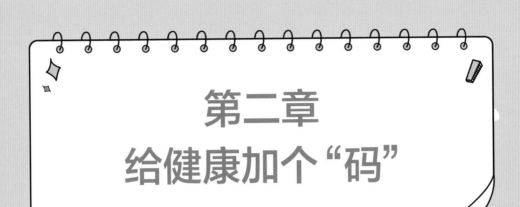

第二章
给健康加个"码"

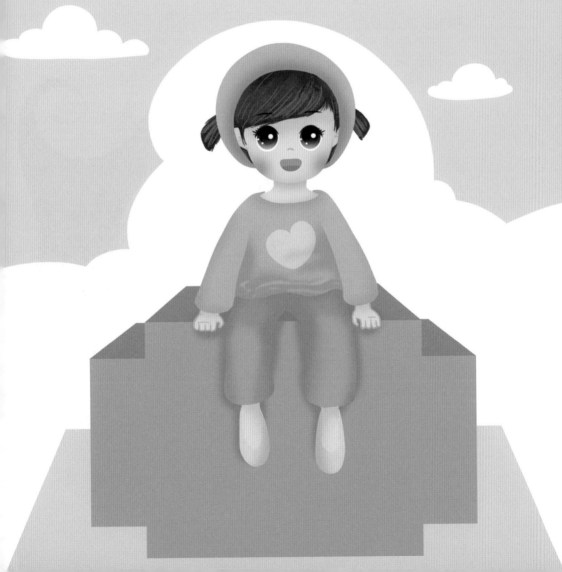

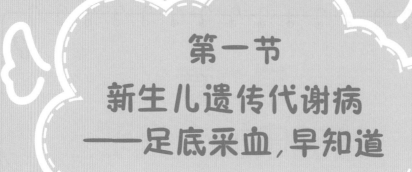

第一节
新生儿遗传代谢病
——足底采血，早知道

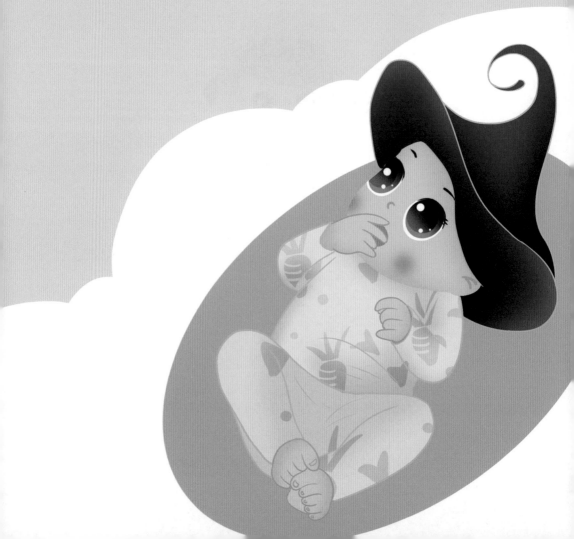

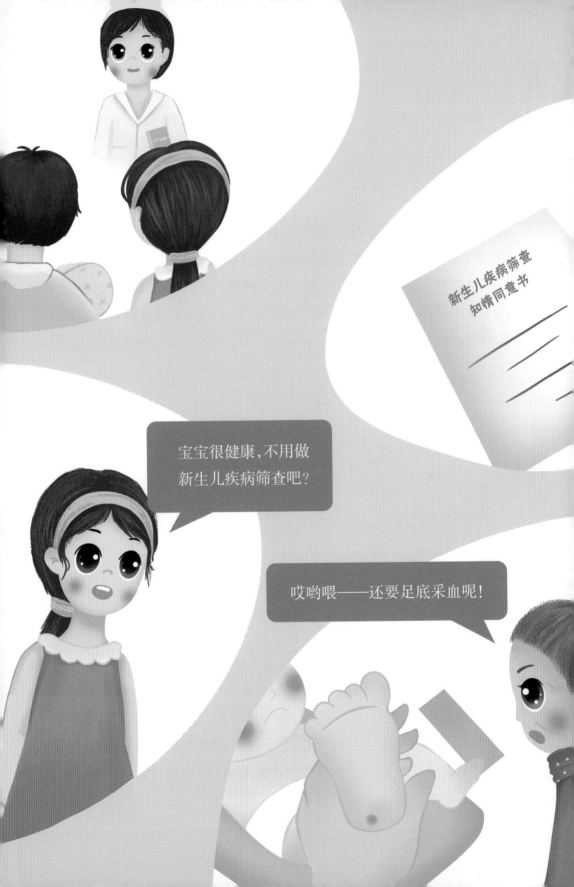

科普时间

知识点1：

　　新生儿疾病筛查是为新生儿期宝宝做的一项专项检查，通过检查，可以早期发现某些严重危害新生儿健康的先天性、遗传性疾病。一般包括新生儿遗传代谢病筛查和听力筛查、视力筛查等。通过足底采血来做的筛查，是新生儿遗传代谢病筛查，主要筛查宝宝是否患有遗传代谢病。

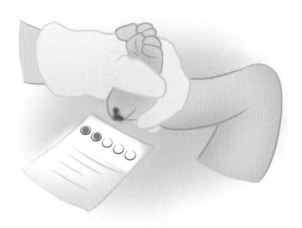

知识点2：

　　遗传代谢病是由于宝宝体内的基因发生突变，维持人体代谢的酶及其辅酶或转运蛋白的缺乏，导致宝宝的身体不能正常分解和合成相应的营养物质，引起身体必需的营养物质不足，而不需要甚至有害的物质却堆积，最终引起代谢性疾病。由于这些疾病具有遗传性，因此被称为遗传代谢病。目前已知的遗传代谢病高达3000多种。

知识点 3：

　　筛查结果正常,说明宝宝患所检测的遗传代谢病风险较低,但不意味着宝宝绝对没有患病。因为有些疾病具有迟发性,要等几个月或在某些因素(如感染、预防接种等)下才发病。因此,即使筛查结果正常,也需要家长定期带宝宝到医院接受儿童常规保健体检。

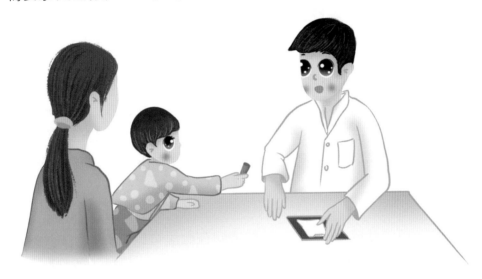

知识点 4：

　　筛查结果异常,说明宝宝患某种遗传代谢病的风险增高,但不能说明一定患病,需要尽快带宝宝去医院接受检查。

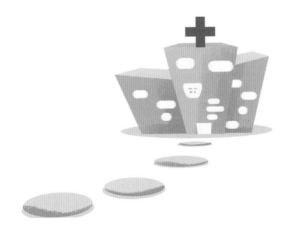

宝妈来问

Q1：宝宝看起来很健康，而且我们双方家族都没有人患遗传代谢病，是不是可以不用筛查？

由于有毒有害物质在体内蓄积需要一段时间，大多数宝宝在出生时一般不会有特殊的表现，因此很难发现。一旦出现了异常情况，可能已经对身体和智力造成了不可逆的损害，失去了最佳救治和康复的时机。此外，这些疾病大多是常染色体隐性遗传病，正常的父母也有可能生出遗传代谢病的孩子。因此，建议所有的宝宝出生后都要接受遗传代谢病筛查。

Q2：新生儿疾病筛查很重要，请问在哪里可以做？怎么做？

宝宝出生后，分娩的医院会主动提供足底采血的新生儿疾病筛查服务，然后将血标本统一送到当地的新生儿疾病筛查中心进行检测。

标本采集卡

【小提示】

1. 宝宝出生后要充分哺乳（6~8 次 / 天），而且一定要在出生后 7 天内进行采血哦！

2. 筛查采取的是宝宝足跟的末梢血，在皮肤消毒后进行，而且取血量非常少，所以宝爸宝妈不用担心会影响宝宝的健康哦！

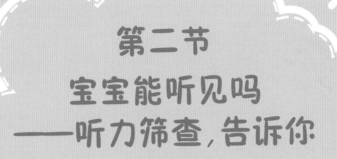

第二节
宝宝能听见吗
——听力筛查,告诉你

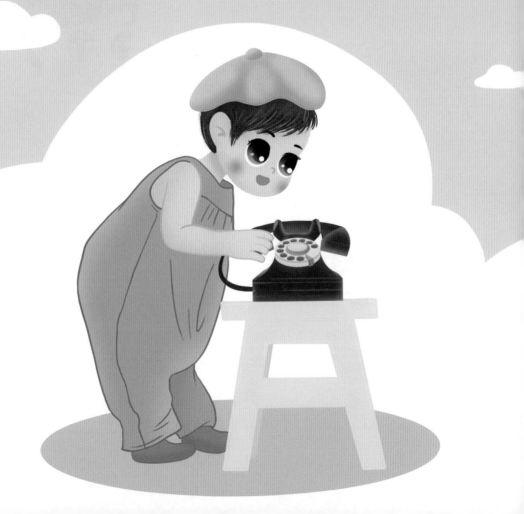

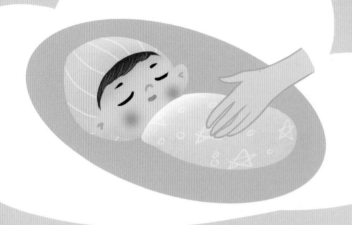

小燕子,穿花衣……

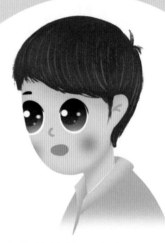

宝宝的耳朵不会有问题吧?

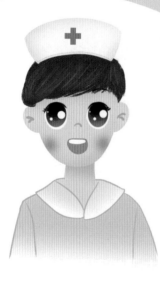

我们正要给宝宝
做听力筛查呢。

科普时间

知识点 1:

新生儿听力筛查是医务人员借助专门的听力筛查仪器,为刚出生几天的宝宝所做的一项听力测试。所有的新生儿都应该接受新生儿听力筛查。

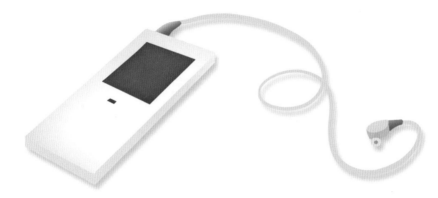

知识点 2:

新生儿听力障碍的发生率是 1‰ ~3‰,是一种发病率较高的出生缺陷。如果仅靠家长在日常生活中的观察,很难早期发现宝宝的听力问题,从而影响宝宝的语言发育。新生儿听力筛查可以早期发现宝宝的听力问题,通过尽早诊断、治疗和康复,让患儿"只聋不哑"。

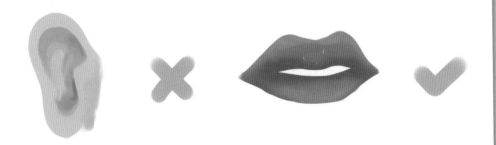

知识点 3：

听力筛查结果分为"通过"与"不通过"两种：

如果筛查结果显示"通过"，家长也不要以为"高枕无忧"，一定要带宝宝来医院定期体检。

如果筛查结果显示"不通过"，家长也不要过于担忧，宝宝在 42 天内还要再做一次复筛。如果还是"不通过"，请在宝宝满 3 个月之前到耳鼻咽喉科专门的听力诊断中心去做更进一步的诊断性检查。

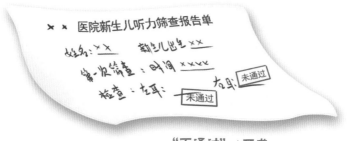

"不通过" ≠ 耳聋

知识点 4：

听力筛查与耳聋基因筛查是两种不同的检查。听力筛查是检查宝宝的实际听力情况，是检查宝宝目前是否能正常听见我们说话；耳聋基因筛查是检查宝宝是否有耳聋基因，可发现遗传性耳聋患者，还有耳聋基因携带者（实际生活中听力正常）。

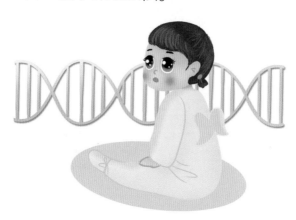

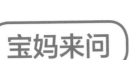

Q:听力筛查有辐射吗？对宝宝有没有伤害？

听力筛查仪器测试不是放射性检查,没有辐射危害,仪器测试时发出来的是声音,通过给宝宝听特定的声音来测试耳朵的听力是否正常。宝爸宝妈们就放心的让宝宝接受检查吧!

【小提示】

听力筛查需要在宝宝安静状态下进行,最好在听力筛查前先将宝宝哄睡哦!

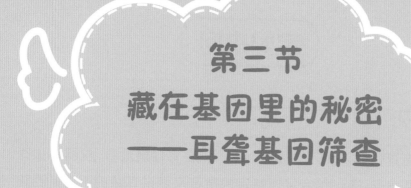

第三节
藏在基因里的秘密
——耳聋基因筛查

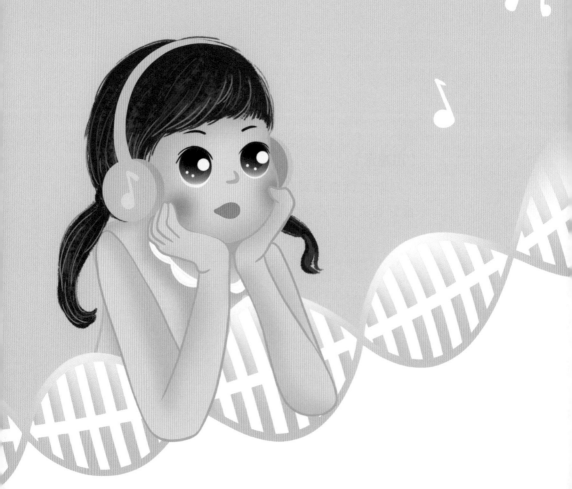

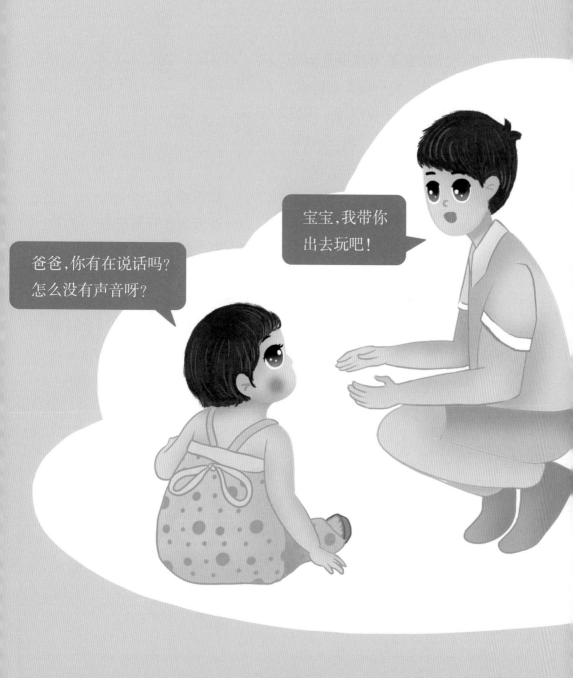

科普时间

知识点 1：

新生儿耳聋基因筛查是为新生儿期的宝宝做的一项专项检查，是在宝宝出生后 2~7 天内，妈妈充分哺乳（6~8 次/天）后，通过采足跟血的操作来完成实验检测。

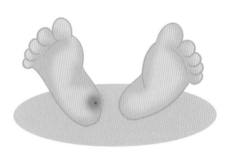

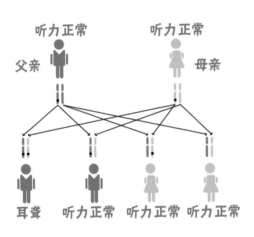

听力正常　　　听力正常

父亲　　　　　　母亲

耳聋　听力正常　听力正常　听力正常

知识点 2：

在先天性耳聋患者中，大约有60%的聋病与遗传因素有关。父母双方均不是耳聋患者，但却有可能生出耳聋的孩子，这种遗传我们称之为常染色体隐性遗传。这些孩子中，有的一出生就有耳聋，也有的表现并不明显。

知识点 3：

"一针致聋""一个耳光致聋"的孩子，可能本身就属于耳聋的高危人群。通过耳聋基因筛查，能早期发现耳聋高危人群，再早期诊断、早期干预，避免耳聋的发生。如，通过避免使用某些药物而预防药物敏感性耳聋。

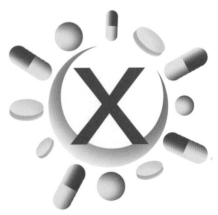

宝妈来问

Q1：听力筛查都通过了，为什么还要做耳聋基因筛查？

新生儿听力筛查通过了，只能说明孩子出生时听力是正常的，不能代表这个孩子将来的听力一定正常，也就是说，新生儿听力筛查，有助于发现新生儿期（从出生到 28 天）的大部分听力异常问题，但有些听力问题是迟发性的，还有些是后天因素导致的，因此遗传性的耳聋基因检测和定期的听力健康检查都十分重要。

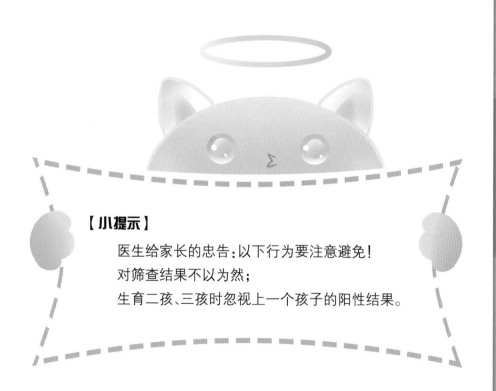

【小提示】

医生给家长的忠告：以下行为要注意避免！

对筛查结果不以为然；

生育二孩、三孩时忽视上一个孩子的阳性结果。

Q2:如果耳聋基因筛查结果阳性,该怎么做呢?

如果筛查结果为阳性,家长需要及时带孩子到医院进行复查。如果复查仍呈阳性,说明孩子体内存在导致耳聋的致病基因,但并不代表孩子的听力是不正常的,也有可能存在迟发性耳聋,所以需要进一步做听力学测试,并定期复查。

除此之外,家长平时还要多注意孩子对周围声音的反应,比如可以通过自己的语言或者在孩子耳边轻轻拍掌等方式,看看孩子有没有反应。同时,家长要避免让孩子的头部受到外伤、撞击以及高热等情况,更要避免给孩子使用有耳毒性的药物。

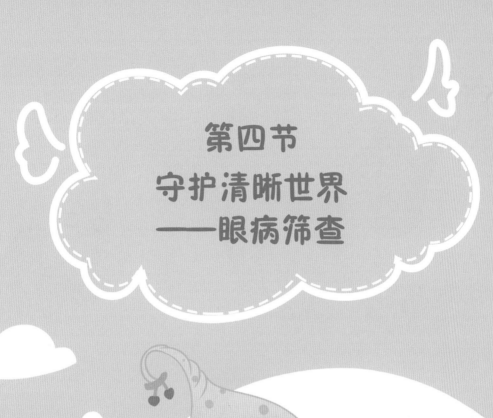

第四节
守护清晰世界
——眼病筛查

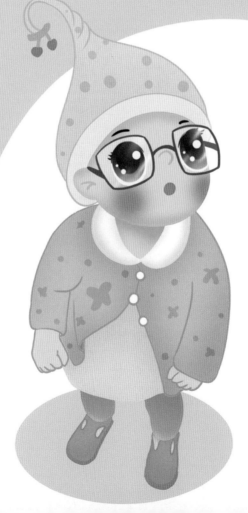

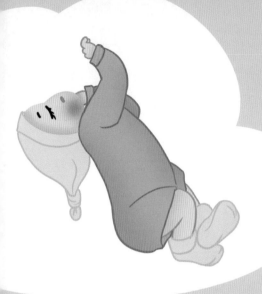

出生两天,睡……

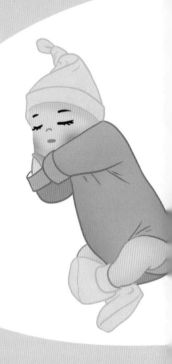

还是睡……

宝宝很少睁眼,不会眼睛有问题吧?

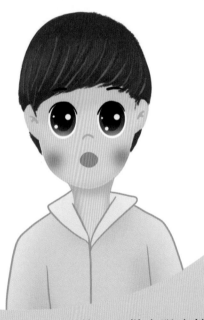

给宝宝做个眼病筛查就知道了!

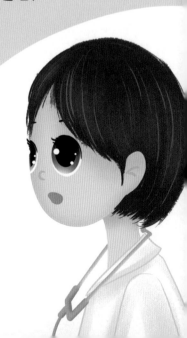

科普时间

知识点1：

新生儿眼病筛查主要是检查宝宝眼睛是否有外观结构和功能异常，不仅能筛查出新生儿结膜炎、鼻泪管阻塞、泪囊炎、球结膜下出血、角膜白斑、角膜皮样瘤、先天性上睑下垂、先天性白内障、发育性青光眼、先天性虹膜缺损等眼病，还能早期发现、早期防治弱视，降低弱视发病率。

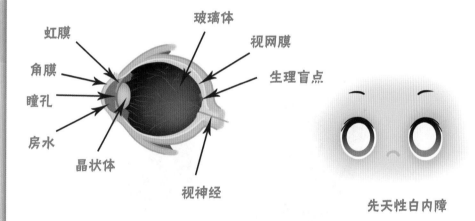

先天性白内障

知识点2：

有先天遗传性眼病家族史的宝宝应及时接受新生儿眼病筛查，先天遗传性眼病是儿童眼盲的重要原因。先天性青光眼、先天性白内障的患儿若不及时手术，可因视觉发育障碍造成永久性视力残疾。如果能早期发现和治疗，是可以保留视力的。

知识点 3：

新生儿眼病筛查结果只是孩子当前的眼睛状况。由于出生后到 3 岁前，宝宝眼睛各组织及功能都处于快速发育的阶段，许多视功能问题只有发育到一定阶段才能表现出来，即使初次检查结果正常，也不意味宝宝在眼睛发育过程中不存在眼病问题。建议定期进行眼保健检查，以便早期发现，早期治疗。

知识点 4：

早产儿视网膜病变的发生率为 10%~20%，出生体重越低、孕周越小，发病率越高。早产儿视网膜病变大部分只需定期复查，极少数需要治疗的，治疗的"时间窗"（治疗效果较好的时间段）很短，只有 72 小时。如果错过最佳治疗时机，严重的会导致视网膜脱离甚至失明，所以家长应该谨遵医嘱进行复查。

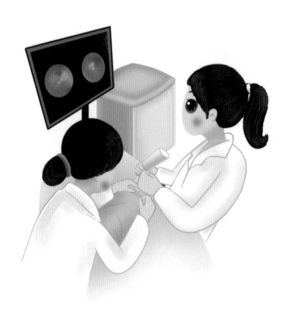

宝妈来问

Q1:从来没做过眼病筛查,导致先天性眼病没有得到及时的诊断和治疗,会有什么后果呢?

先天性眼病如果没有被早期发现,往往会影响视觉发育,造成视力低下,儿童早期视力发育障碍,双眼得不到清晰物像的刺激,阻碍了一部分大脑视觉中枢的发育,即使后来被矫正和治疗,视觉敏感发育期视中枢功能的缺乏将永久使他们丧失正常视力,立体视功能无法建立。而儿童不能获得清晰的视觉认知,还会进一步影响认知发展,造成儿童学习障碍,感觉迟缓、运动落后、社会－情感发育异常、生活质量下降等。

Q2:新生儿眼病筛查通过,宝宝视力一定没问题吗?

不一定!

新生儿眼病筛查只是筛查眼球前段的异常,眼球后段也就是我们所说的眼底还有很多病变会影响视力甚至危及生命,例如:视网膜母细胞瘤、早产儿视网膜病变、家族性渗出性玻璃体视网膜病变、牵牛花综合征、严重的视网膜出血、玻璃体积血等。

【小提示】

婴幼儿眼底检查对宝宝眼睛并没有伤害，家长不要过于担心。

【小提示】

这些宝宝需要进一步做眼底检查：

1. 出生体重 < 2000 克的低出生体重儿或出生孕周 < 32 周的早产儿。

2. 眼科医生评估的具有眼病高危因素的足月儿。

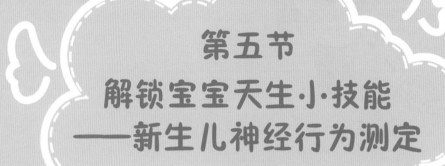

第五节
解锁宝宝天生·小·技能
——新生儿神经行为测定

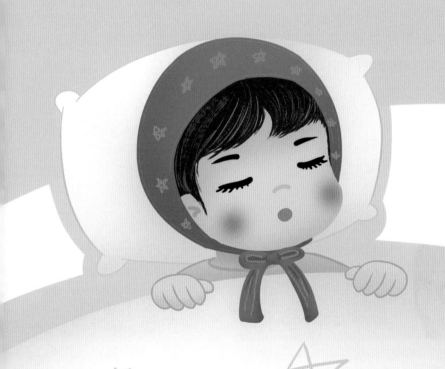

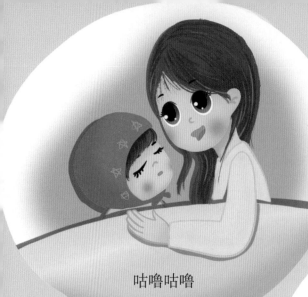

咕噜咕噜

小宝宝突然手臂伸直,手指张开,背部伸展或弯曲,头朝后仰,双腿挺直,然后双臂互抱。

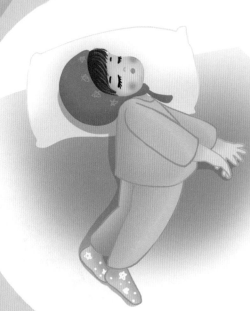

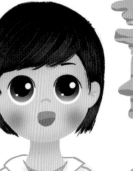

新生儿
神经行为测定

怎么会这样?

我们通过一种叫"新生儿神经行为测定"的检查,可以知道宝宝的行为能力是否正常。

科普时间

知识点 1：

在多数人眼中，新生小宝宝除了吃、拉、睡、哭之外什么也不会，就像是一张白纸一样，所有的一切都需要后天才可以得到，但其实不是这样的。宝宝出生时通常还自带很多小技能，在视觉、听觉、嗅觉、味觉及触觉方面均具备一定的感受能力和模仿面部表情的能力，我们称之为新生儿行为能力。

知识点 2：

医生会通过"新生儿神经行为测定"对宝宝的这些行为能力进行评估，以此来评估宝宝的神经心理发育，早期发现新生宝宝的神经行为异常，对有高危因素的宝宝进行监测和预测，以便进行早期干预，促进宝宝智能发育。

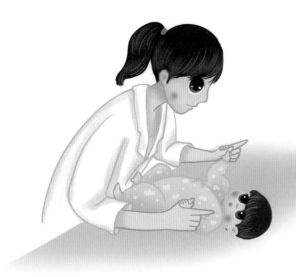

知识点 3：

足月儿出生后即可以进行新生儿神经行为测定。足月窒息儿可从出生后 3 天开始测查，如果评分低于 35 分，第 7 天应重复，仍不正常者 12~14 天再测查。

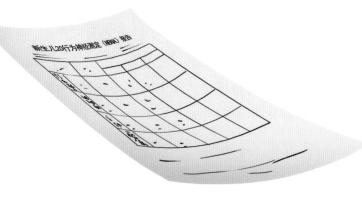

知识点 4：

早产儿需要等胎龄满 40 周后再做，因为早产儿肌张力较低，评分低下不能反映其正常与否，但早产儿可有视听反应。

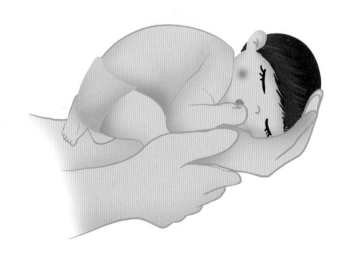

宝妈来问

Q1:新生儿神经行为测定(NBNA)多次测定对宝宝有影响吗?

新生儿神经行为测定是一种信度和效度可靠的新生儿临床检查方法,反复测定对宝宝完全无害,家长无须担忧。

Q2:新生儿神经行为测定可以预测哪些高危宝宝的预后?

新生儿神经行为测定可预测窒息儿和缺氧缺血性脑病、胆红素脑病、早产儿脑损伤和脑发育、围产高危因素等对新生宝宝的影响,是一个实用性高的筛查。

【小提示】

新生儿神经行为测定要在给宝宝两次喂奶的中间进行,一般是在宝宝吃奶后 1 小时睡眠状态开始哦!

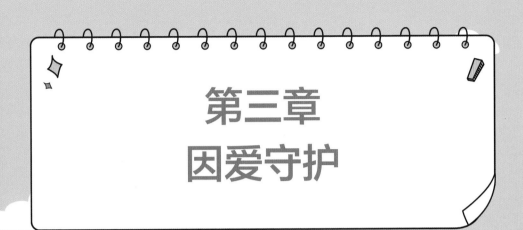

第三章
因爱守护

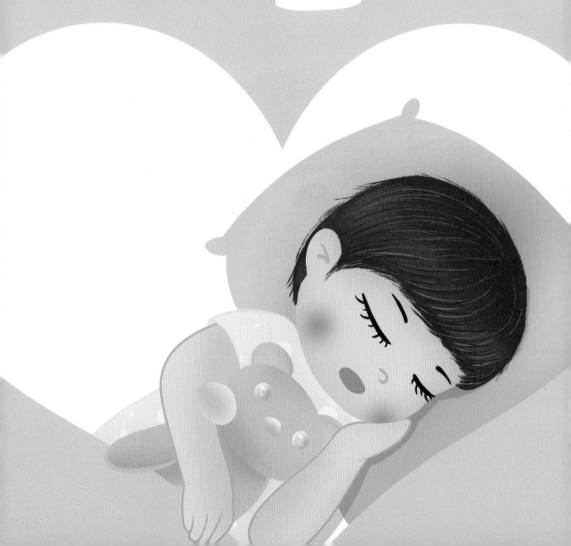

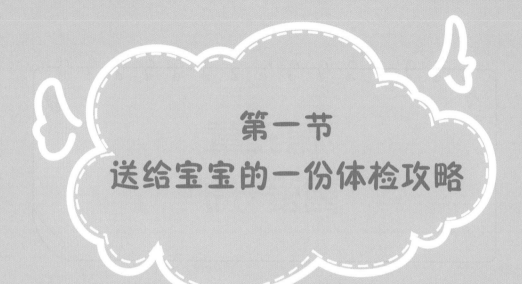

第一节
送给宝宝的一份体检攻略

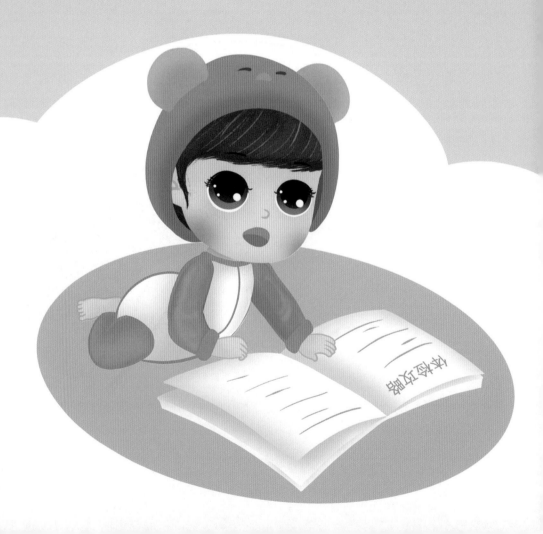

宝宝的定期体检就像规章制度一样,需要家长们自觉遵守,才能确保健康。

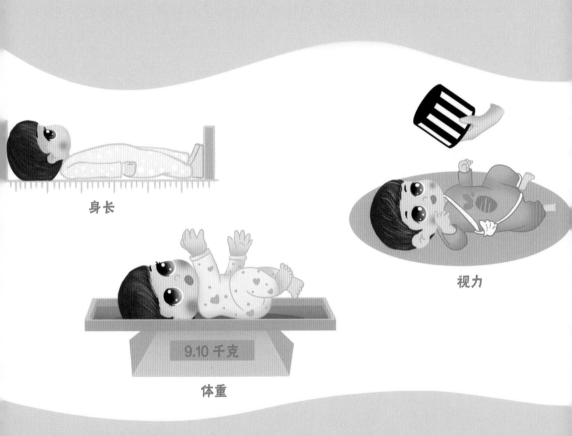

身长

体重

9.10 千克

视力

爸爸妈妈,准备好了吗?

让我们和医生一起,打卡记录宝宝的每一个成长瞬间吧!

科普时间

1. 宝宝出生后第一次体检

身长体重:刚出生时,平均体重为 3.2~3.3 千克,平均身长约 50 厘米

头围:34~35 厘米

【体检内容】

皮肤颜色、心率、呼吸、刺激后反应、肌张力、囟门是否有畸形,观察是否存在脊柱裂、多指(趾)或并指(趾)、生殖器畸形、肛门闭锁等先天畸形。

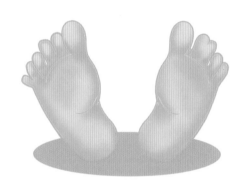

2. 满月体检

身长体重:男婴身长 52.2~57.5 厘米,体重 3.86~5.23 千克

女婴身长 51.2~56.3 厘米,体重 3.62~4.90 千克

头围:男婴 35.4~38.5 厘米,女婴 34.7~37.8 厘米

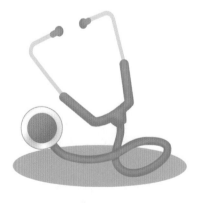

【体检内容】

身长、体重、头围、囟门、心肺听诊;脐带是否脱落、渗血;观察宝宝是否出现先天性髋关节脱位或先天性疾病如脐疝;评估宝宝竖头、抓握、追视等;进行眼病筛查及听力检测。

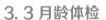

3. 3月龄体检

身长体重：男婴身长 59.1~64.9 厘米，体重 5.77~7.76 千克

女婴身长 57.8~63.5 厘米，体重 5.30~7.10 千克

头围：男婴 38.8~42.2 厘米，女婴 37.9~41.1 厘米

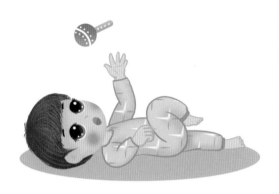

【体检内容】

身长、体重、头围、囟门、心肺听诊；观察宝宝俯卧位抬头、抓握、眼追视红球转头运动、眼病筛查等。

4. 6月龄体检

身长体重：男婴身长 65.4~71.5 厘米，体重 7.28~9.70 千克

女婴身长 63.9~69.8 厘米，体重 6.76~8.96 千克

头围：男婴头围 41.9~45.3 厘米，女婴头围 40.9~44.1 厘米

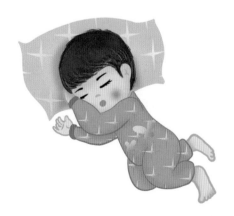

【体检内容】

身长、体重、头围、囟门、心肺听诊；检查宝宝是否有睡眠不稳、多汗、枕秃，甚至严重的方颅或者肋骨外翻等症状；评估动作发育（如翻身、独坐、主动抓握）；进行眼病筛查、听力筛查及口腔检查；血常规（或血红蛋白）检测。

5. 8月龄体检

身长体重: 男婴身长 65.4~71.5 厘米,体重 7.84~10.43 千克

女婴身长 63.9~69.8 厘米,体重 7.33~9.69 千克

头围: 男婴 43.1~46.5 厘米,女婴 42.0~45.3 厘米

【体检内容】

身长、体重、头围、囟门、心肺听诊;评估动作发育(如独坐、爬行、扶物站立、拇食指捏物);语言、心理行为发育筛查;注意出牙数量。

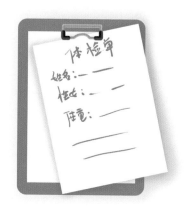

6. 12月龄体检

身长体重: 男婴身长 73.1~80.1 厘米,体重 8.72~11.58 千克

女婴身长 71.6~78.5 厘米,体重 8.20~10.82 千克

头围: 男婴 44.7~48.1 厘米,女婴 43.5~46.8 厘米

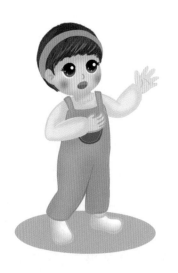

【体检内容】

身长、体重、头围、囟门、心肺听诊;动作发育评估(如站立、走路情况);语言、心理行为发育筛查,是否会叫爸爸妈妈;注意眼病、听力筛查及出牙数量。

7. 18 月龄体检

身长体重：男童身长 78.7~86.7 厘米，体重 9.81~13.01 千克

女童身长 77.7~85.5 厘米，体重 9.29~12.25 千克

头围：男童 45.9~49.3 厘米，女童 44.8~48.1 厘米

【体检内容】

身长、体重、头围、囟门、心肺听诊；评估语言、动作（爬台阶）、心理行为发育；眼病筛查、口腔检查；血常规（或血红蛋白）检测。

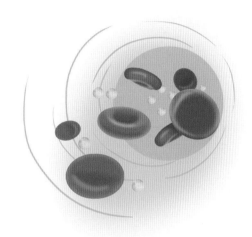

8. 2 岁体检

身长体重：男童身长 84.1~93.1 厘米，体重 10.90~14.46 千克

女童身长 82.9~91.7 厘米，体重 10.39~13.74 千克

头围：男童 46.8~50.1 厘米，女童 45.7~49.0 厘米

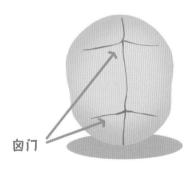

囟门

【体检内容】

身长、体重、头围、囟门、心肺听诊；重视语言发育（词汇量 200 多个、3~5 个字的短句、模仿能力）；动作（双脚跳）、心理行为发育；眼病、听力、口腔检查。

9. 2 岁半体检

身长体重：男童身长 88.6~98.2 厘米，体重 11.85~15.73 千克

女童身长 87.4~97.0 厘米，体重 11.35~15.08 千克

头围：男童 47.4~50.8 厘米，女童 46.4~49.7 厘米

【体检内容】

身长、体重、头围、囟门、心肺听诊；语言发育、动作、心理行为发育；眼病筛查、口腔检查以及血常规（或血红蛋白）检测等。

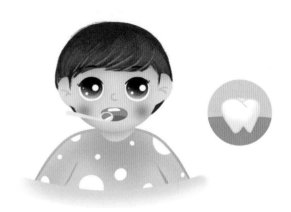

10. 3 岁体检

身高体重：男童身高 92.6~102.5 厘米，体重 11.74~16.92 千克

女童身高 91.5~101.2 厘米，体重 12.27~16.36 千克

头围：男童 47.9~51.2 厘米，女童 46.9~50.2 厘米

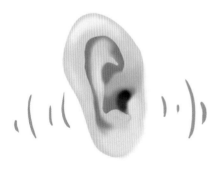

【体检内容】

身高、体重、心肺听诊；动作、语言、心理行为发育；进行眼病、听力筛查及口腔检查。

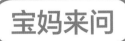

Q1：为什么需要定期给宝宝做体检？

宝宝生长发育是连续过程，尤其 0~3 岁是宝宝生长发育的关键期，此时宝宝的身体和心理都处于一个快速成长的阶段，每个月不一样，且每个孩子都有自己的发育特点。因此，定期体检不仅能监测宝宝的体格生长及神经心理发育情况，早期发现一些隐匿疾病，同时，医生也会据此提出具有针对性的个体化养育指导，帮助宝宝健康成长。

Q2：家长带宝宝到医院做体检，需要注意哪些？

1. 在给宝宝体检的前一天最好给宝宝洗个澡，换上便于穿脱的衣服。

2. 证件齐全：注意携带好"儿童保健手册"（或"母子健康手册"）、"儿童预防接种证"，有住院史的宝宝携带"出院记录"。

3. 携带物品：尿片、婴儿湿巾以及衣物。如果是配方奶喂养的宝宝还需要备好奶瓶、奶粉等。

4. 体检的时候家长要照顾宝宝的情绪，建议在宝宝体检前先哺乳，若宝宝体检中饿了，妈妈可以抱宝宝去专用的哺乳间进行哺乳。

5. 家长平常照顾宝宝的时候，最好每天记录宝宝的发育变化，方便和医生沟通。

6. 在做完常规检查后，一定要及时咨询医生有关宝宝生长发育的各种问题。

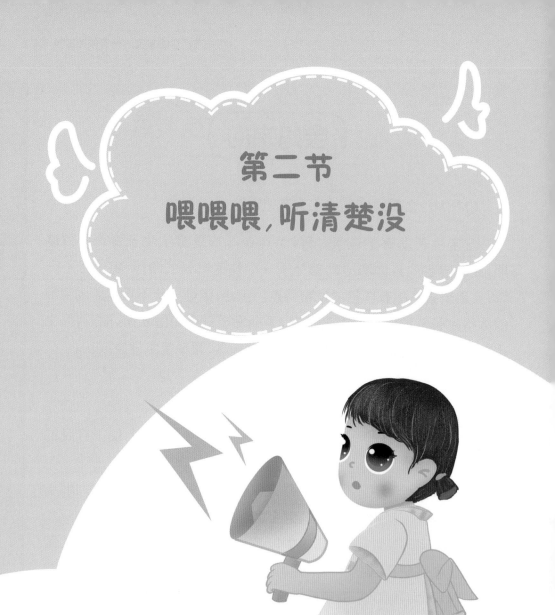

第二节
喂喂喂，听清楚没

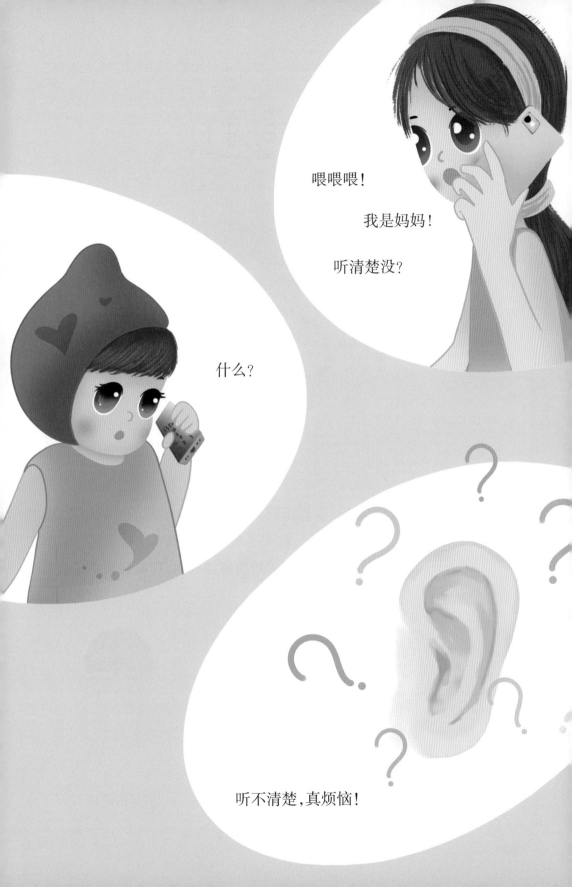

科普时间

知识点1:

尽量远离生活中的一切噪声(＞85分贝),尤其是娱乐噪声。能不使用耳机尽量不用,不得不用时,应注意每次使用耳机的时间应控制在60分钟之内,音量控制在60%以下。

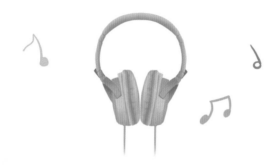

知识点2:

防异物进入耳道,家长要告诉孩子,不要将一些细小的物件塞入耳朵;注意避免耳朵及头部外伤;教孩子掌握正确擤鼻涕的方法,擤鼻子时不能两个鼻孔同时按住。用错方法擤鼻涕的话,可能导致中耳炎、鼓膜破裂、听力受损等。

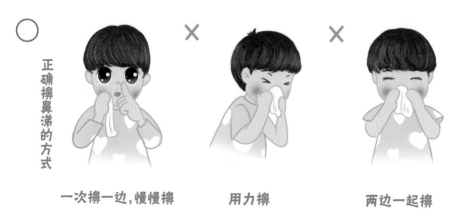

正确擤鼻涕的方式

一次擤一边,慢慢擤　　　用力擤　　　两边一起擤

知识点 3:

注意用药安全,尽量不给孩子使用耳毒性药物,如链霉素、庆大霉素、卡那霉素等氨基苷类抗生素,以及水杨酸类、利尿剂类、奎宁、顺铂等,因为这些药物可能会造成严重的永久性听力损害。

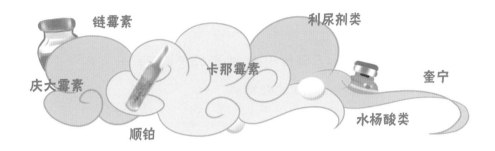

知识点 4:

如果孩子出现以下情况,家长要警惕,需要带孩子检查听力啦!

1. 经常说:"什么? 你再说一遍",或者答非所问。

2. 跟人说话的时候,老盯着对方嘴唇看。

3. 不是面对面叫他的时候,没有反应或者反应迟钝。

4. 看电视的时候,经常调高电视的音量。

5. 听的时候习惯性将头侧到一边……

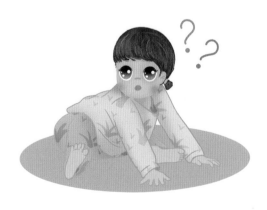

宝妈来问

Q:耳屎到底要不要掏啊?

不要掏!

正常情况下耳屎会自动掉出来,少数异常情况导致耳屎完全堵住了耳道,应到耳鼻喉科进行专业处理。

【小提示】

耳朵出现异常情况应及时看耳鼻喉科,勿自行购药,以免耽误病情。

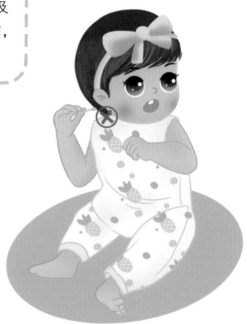

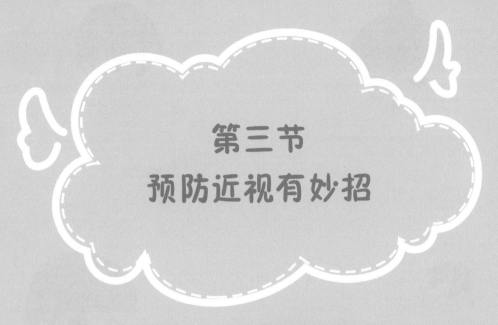

第三节
预防近视有妙招

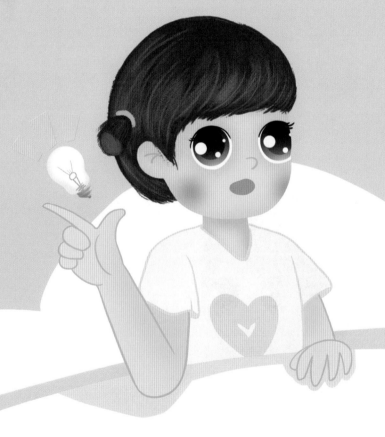

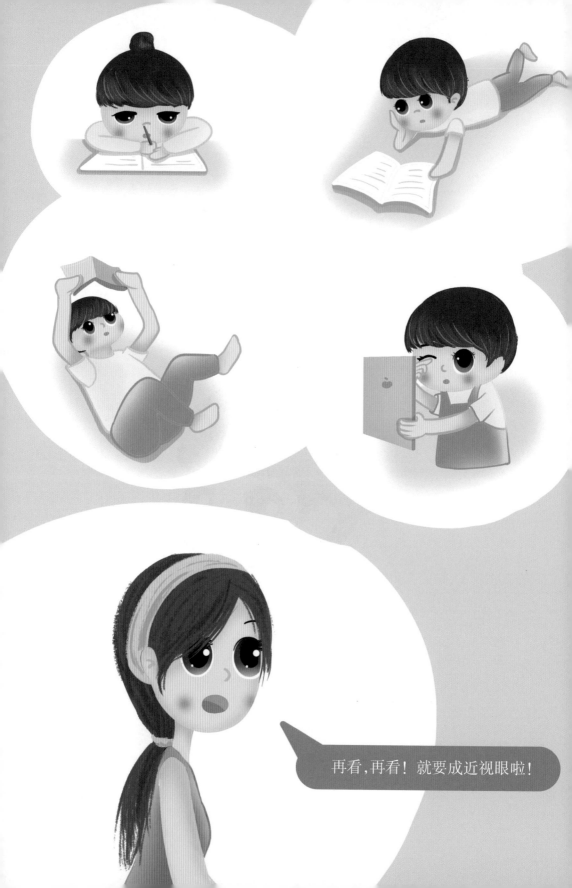

再看,再看! 就要成近视眼啦!

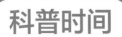

科普时间

知识点 1：

近视是屈光不正的一种，主要表现是看远物不清晰。但是它最大的危害在于眼底的损害，因为近视度数加深后，眼轴变长，导致视网膜变薄并出现视网膜脱离、撕裂、裂孔、黄斑出血和脉络膜新生血管等严重眼底病变，这时矫正视力也不能达到正常（1.0）。

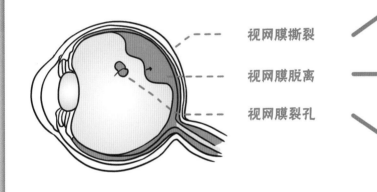

病理性近视眼球

视网膜撕裂

视网膜脱离

视网膜裂孔

知识点 2：

近视的发病机制未明，但是大部分原因与遗传相关，少部分与环境因素相关。

知识点 3：

已经近视了需进行医学验光，根据验光度数选择佩戴框架眼镜或者角膜塑形镜，成年后待近视度数稳定可考虑手术矫正近视。

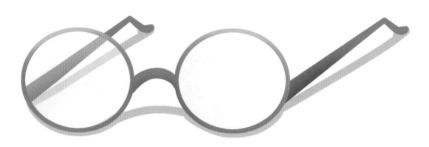

知识点 4：

预防近视应该从小做起：夜间睡眠时应关灯；足量的户外活动（至少每天 2 小时）；减少持续近距离用眼时间；限制电子产品使用，建议婴幼儿禁用、3 岁以后尽量避免使用手机、电脑等电子产品；注意保持营养均衡，少吃甜食；每天要保证充足的睡眠；为宝宝建立眼健康档案，定期去医院检查视力。

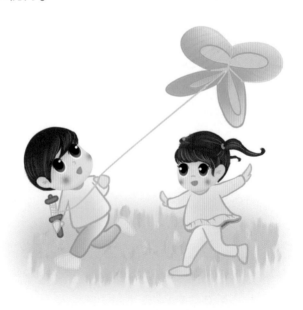

宝妈来问

Q1:父母不是近视眼,孩子一定不会近视吗?

不一定!

近视除了遗传因素,还有环境因素的影响,如果不注意预防,也会过早的近视,现在我国近视呈现低龄化、发展快、程度深的问题,预防应该从小抓起。

Q2:戴眼镜会使眼睛变形?

不会!

近视度数加深后,眼轴变长,眼球会突出,我们平时看到的都是戴眼镜的样子,当取下眼镜后看到突出的眼球,觉得是戴眼镜引起的,其实不是,因为近视眼镜是凹透镜,会使物像变小,我们透过近视凹透镜看到的其实是缩小的眼睛。

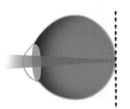
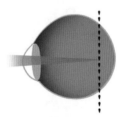

正常视力　　　　　　　　　　近视视力

【小提示】

1. 坚持"一尺一拳一寸"护眼原则:眼离书本一尺、胸离书桌一拳、手离笔尖一寸。

2. 如果近视了,哪怕度数不高也要一直佩戴眼镜,并定期复查,度数加深应及时更换眼镜,不然近视度数涨得更快。

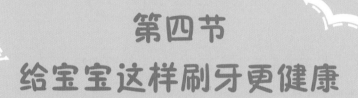

第四节
给宝宝这样刷牙更健康

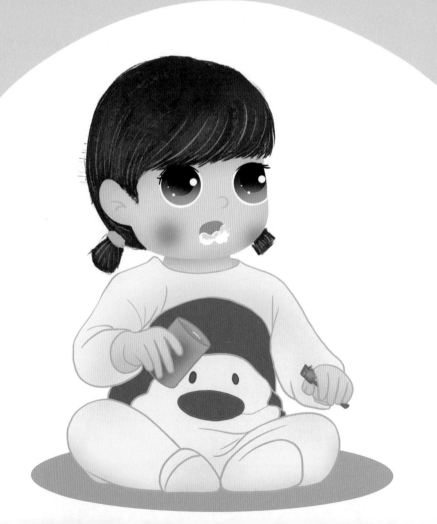

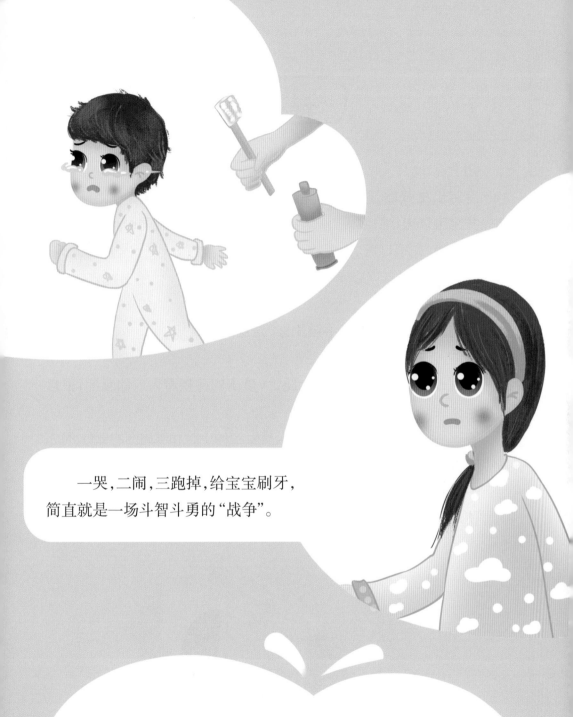

一哭,二闹,三跑掉,给宝宝刷牙,简直就是一场斗智斗勇的"战争"。

掌握科学的刷牙方法,让宝宝的牙齿更健康。

科普时间

知识点1：

宝宝出生开始，爸爸妈妈将宝宝抱在怀中，每天早晚使用清水纱布轻拭宝宝牙床，保持口腔清洁并养成良好清洁习惯，同时可以预防口腔黏膜感染，如鹅口疮。

知识点2：

乳前牙萌出后，采用"平躺刷牙"法给宝宝刷牙。

具体方法：

1. 家长坐下，宝宝躺在大人腿上，孩子的头挨着大人的腹部，很自然地稍微后仰。

2. 家长和宝宝说说话、温柔地抚摸宝宝的小脸和嘴周围的部分，可先用柔软的纱布轻轻擦拭前牙及牙床，循序渐进地开始使用牙刷。

3. 此时如若乳前牙之间挨得很紧密，无法使用牙刷刷到牙齿邻面，则需使用牙线清洁牙间隙。

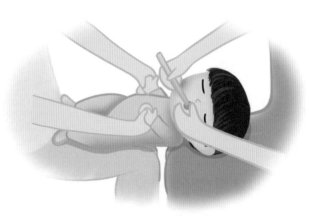

知识点 3：

乳磨牙萌出后，可以使用牙刷和含氟牙膏配合牙线刷牙。

具体方法：

1. 家长位于孩子右后方，采取合适的抱姿，坐姿或站姿，轻托孩子下颌，头部轻轻固定，将脸稍稍向上仰。

2. 家长用右手拿牙刷，刷牙齿外侧时，让牙刷刷毛轻轻接触牙齿，从最后一颗牙齿与牙龈交界处，用画圆弧的动作刷牙齿外侧面，并逐渐向前牙移动。

3. 刷后牙内侧时，刷柄平行牙齿边缘，刷毛放置在牙齿内侧面，然后短距离往返颤动，并慢慢往前刷。

4. 刷前牙内侧时，将牙刷竖起，做短距离往返颤动，依次从左侧刷至右侧。

5. 刷后牙咬合面时，短距离往返颤动，清洁窝沟。

6. 家长要按照一定顺序一定方向给宝宝有效刷牙。

7. 可以使孩子自己刷一遍后家长再刷一遍，同时必须使用牙线来清理牙缝。

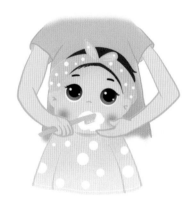

宝妈来问

Q1：我家宝宝每天都在刷牙，为什么还长了虫牙呢？

理论归理论，"会刷"和"能刷干净"是两回事。刷牙需"面面俱到"，早晚各一次，晚上更重要，使用牙线清洁牙间隙，适龄时选择适合孩子口腔的小头软毛牙刷，使用适量儿童含氟牙膏，晚上刷牙后不再进食除白开水之外的食物。当然刷牙再认真都有可能存在死角区，牙萌出后一定要每3~6个月进行一次口腔体检哟！

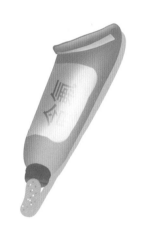

Q2：什么时候可以让宝宝自己独立刷牙？

什么时候孩子可以独立刷牙，主要看孩子的刷牙能力。每个孩子都存在个体差异，除年龄外，刷牙的技术也是一个重要的指标。一般来说，即学龄前孩子（7岁前）在睡前由父母帮忙刷牙，直到孩子可以写自己名字的时候，由父母监督刷牙。

Q3：使用牙线不会把宝宝的牙齿弄松、间隙弄宽吗？

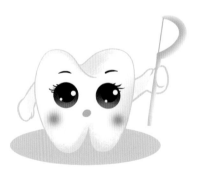

正常情况下牙刷刷毛无法通过牙齿缝隙，这样邻牙之间就会藏匿很多牙菌斑以及食物残渣，为细菌繁殖提供了能量，导致虫牙。正确使用牙线，可以清洁牙齿邻面，避免邻面龋齿发生，利于邻牙间牙龈健康，但不会使牙间隙变宽。

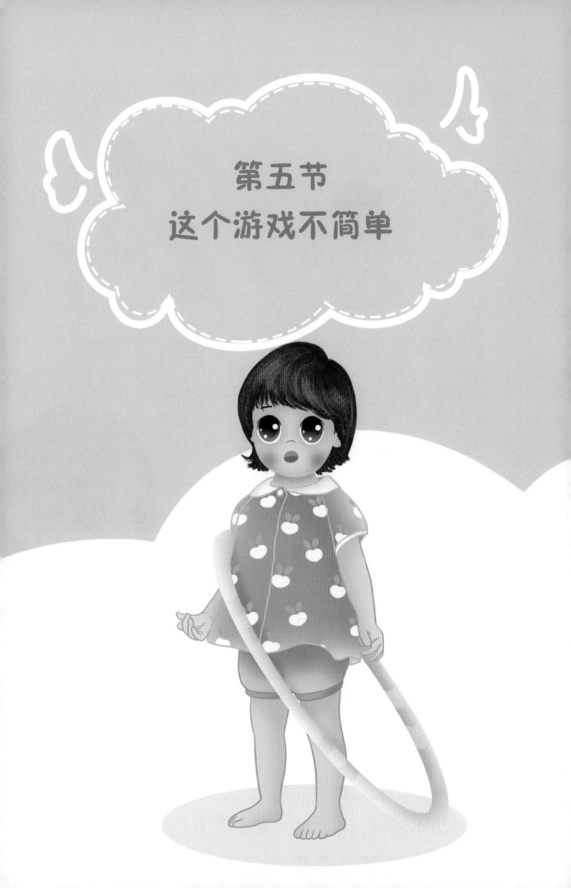

第五节
这个游戏不简单

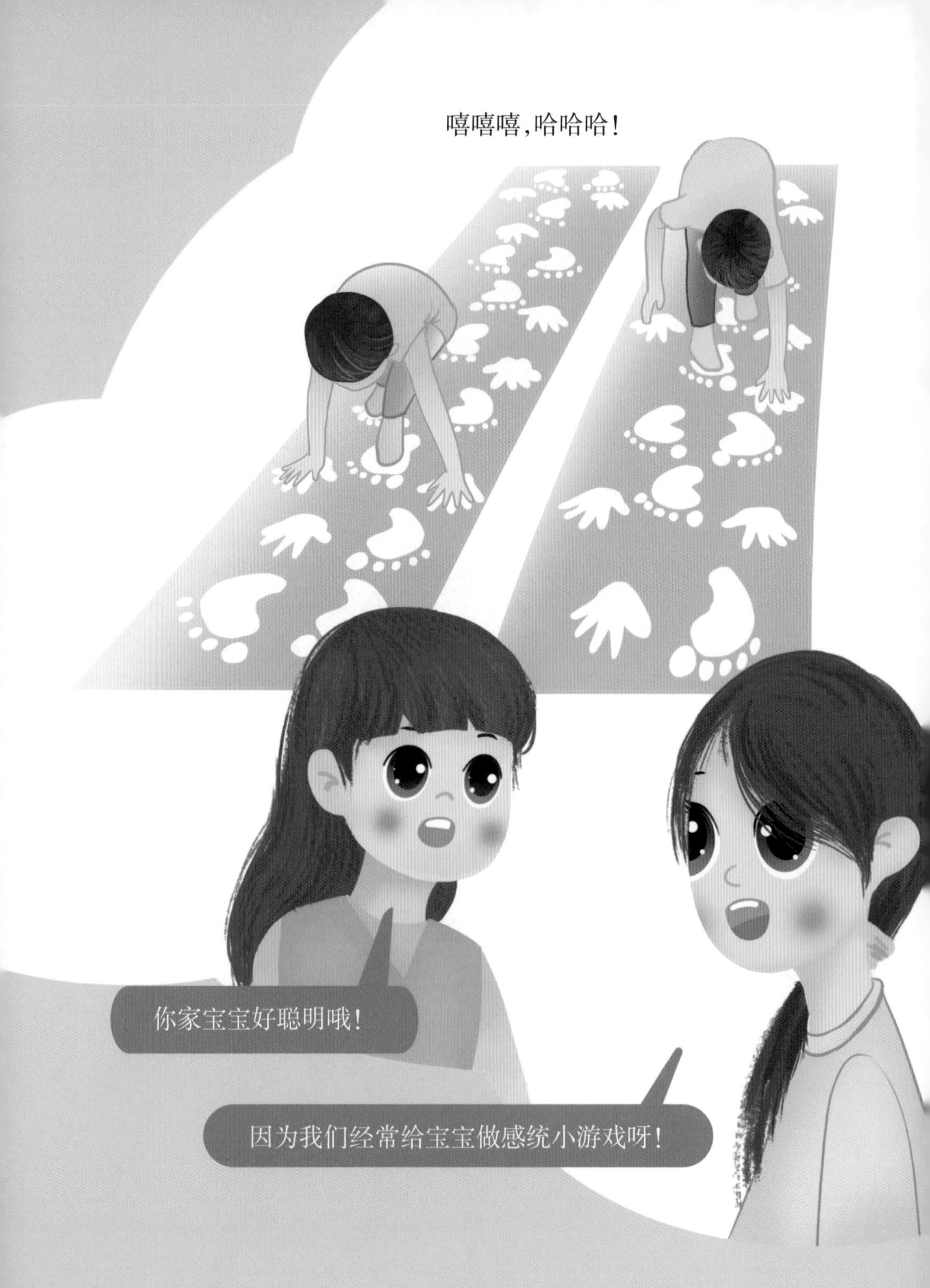

感统小游戏，让宝宝的未来能力“开挂”！

科普时间

知识点 1:

人体存在视觉、听觉、味觉、嗅觉、触觉、前庭觉和本体觉等。我们通过这些感觉来感知身体状态、从环境中获得信息,再输入大脑,由大脑对各种信息进行加工处理,并作出与环境相适应的反应,这个过程就是"感觉统合"。简言之,感觉统合就是一种大脑和身体相互协调的学习过程。

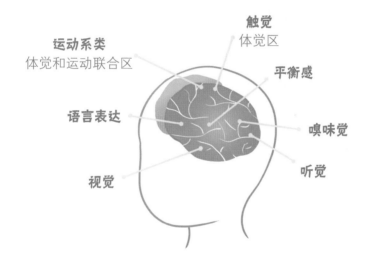

知识点 2:

感觉统合失调常见表现:

◇宝宝很聪明,但是注意力无法集中;

◇读书经常出现跳读或漏读;

◇不肯荡秋千,不肯滑滑梯,不肯参与小朋友的游戏;

◇宝宝很好动,一天到晚一刻也不闲……

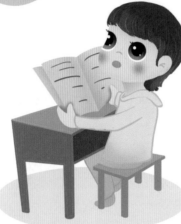

黏人,爱哭

晕车,晕船

爱咬手指,指甲
无法戒除奶嘴

好动不安
爱打架

容易跌倒
或碰撞

顺序性和
时间意识差

不喜欢和
别人讲话

不愿识字不会计算
不合群,孤僻

喜欢爬高却
不敢走平衡木

学习系鞋带,扣纽扣等
精细动作困难

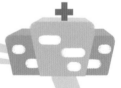

【小提示】

　　如果孩子有一两种疑似表现,父母不用太过担心,但如果有多种症状,并影响到了日常生活和学习,建议立即就医。

知识点 3:

通过一些感统训练小游戏,刺激大脑功能,让宝宝的动作变协调,情绪变稳定,注意力改善,提高精细操作能力、视觉辨别能力、语言表达能力、运动平衡能力,感统训练不止感觉统合不足的孩子需做,所有 12 岁以下的孩子都可以做!

知识点 4:

玩游戏可以让儿童获得生理和心理上的满足,获得快感。游戏是儿童认知发育的载体,是儿童情感交流、互助协作、学习生活、认识世界的重要形式。此外,家长还应鼓励孩子平日里多参加体育活动,如打球、游泳、跑步等。

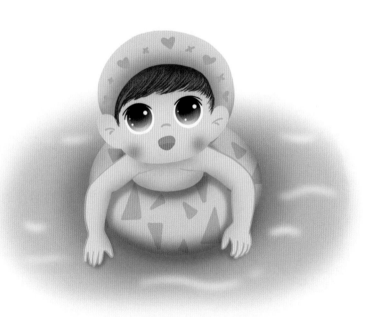

知识点 5：

感统训练亲子游戏：

- 学青蛙跳 20 厘米的距离 10 次。
- 跳起并接触悬挂着的物件 10 次。
- 扔球 3 米远。
- 一步 1 级上下楼梯。
- 双脚轮流跨过 15 厘米高的绳。
- 做一连串手部和腿部动作时能保持平衡。
- 左右腿交替倒着钻过呼啦圈。
- 来回滚动身体。
- 转椅游戏。

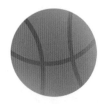

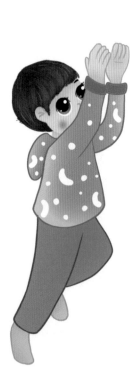

【小提示】

　　宝宝接受感统失调的治疗时间是越早越好哦！

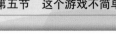

宝妈来问

Q1：宝宝感觉统合能力差，但现在年龄小，以后会自行慢慢好转吗？

0~6岁是孩子各项运动机能发育的关键期，也是建立感觉统合能力的最佳时期，错过了这个时期，儿童的很多潜能将得不到充分发挥。

Q2：感统训练和体育运动有什么区别？

体育运动虽然可以在一定程度上刺激肌肉和神经的发育，但无法给儿童提供针对性的训练，而且对身体感官的刺激非常有限，所达到的效果也并不明显。

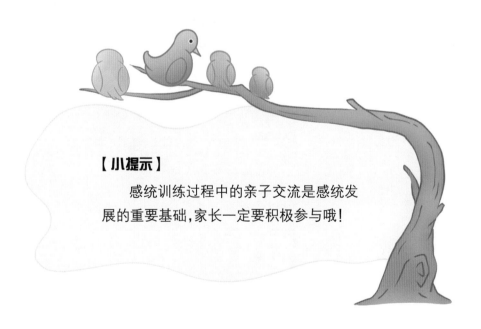

【小提示】
感统训练过程中的亲子交流是感统发展的重要基础，家长一定要积极参与哦！

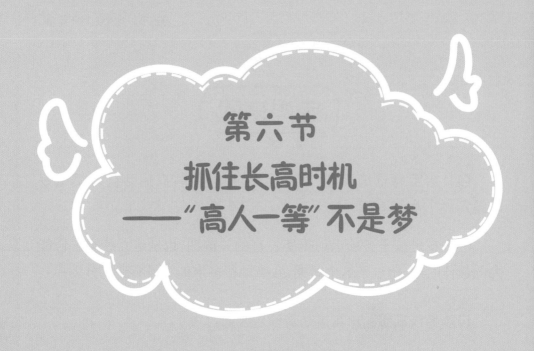

第六节
抓住长高时机
——"高人一等"不是梦

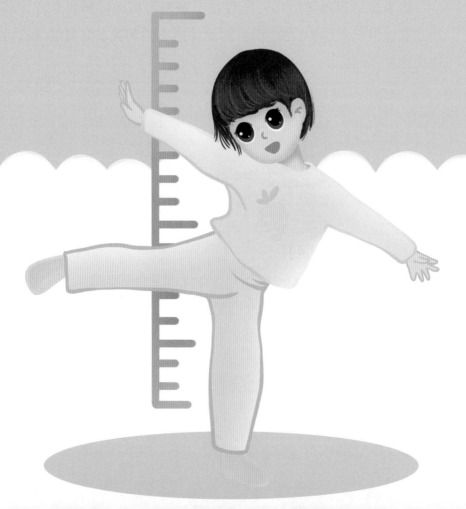

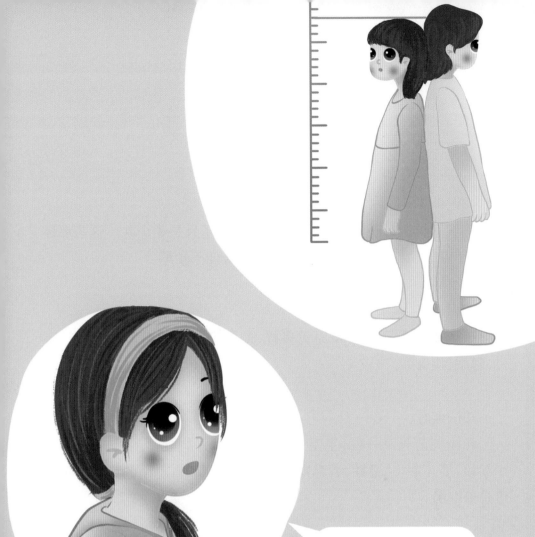

唉，矮这么多……

想让孩子"高人一等"，抓住时机很重要！

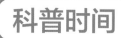

科普时间

知识点 1：

有些家长认为长个的事情顺其自然,孩子只是长个晚。这些都是误区,使得很多身高不理想的孩子错过了最佳干预期。

知识点 2：

孩子出现个子长得慢原因多样,最常见的原因有遗传、饮食、运动、睡眠、疾病等。

知识点 3：

和小树苗长高一样,宝宝长高的过程也是有规律的,可以分为 3个阶段:婴儿期、儿童期、青春期。其中婴儿期和青春期的身高增长速度是最快的。

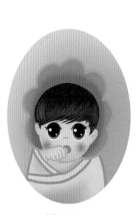

婴儿期

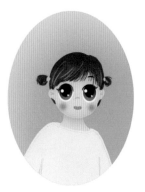

儿童期

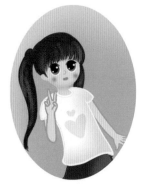

青春期

知识点4：

　　家长简单判断孩子身高是否正常有诀窍：一是可以通过静态观察，发现自家孩子比同龄儿童明显矮小。二是可以通过动态观察，孩子生长速度3岁前小于7厘米/年，3岁到青春期前小于5厘米/年，青春期小于6厘米/年。

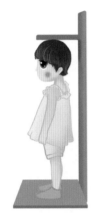

每年长高不到5厘米

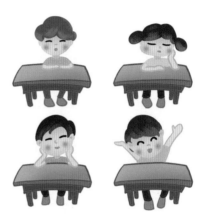

长期坐在班级第一排

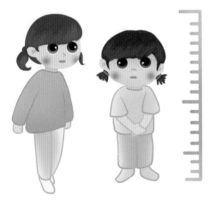

比同龄甚至低龄孩子明显矮半头

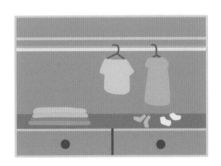

长时间不买大的衣服和鞋袜

宝妈来问

Q1:我孩子现在的身高在班级中很高,将来一定长大个吗?

孩子没到青春期,突然长得快不一定是好事,有可能是性早熟!性早熟的孩子可能长不高,因为通常发育早的孩子比正常孩子的生长时间要少。如果出现提前发育的情况,建议尽快就诊。

【小提示】

定期测量身高,抓住长高时机,你的孩子也能"高人一等"!

Q2:我家孩子个头不高,已经排除了遗传和疾病因素,为了让他长得高一点,作为家长需要注意哪些?

一是要尽量避免让孩子偏食厌食,少吃快餐和油炸食物,适当的补充微量元素。

二是保证孩子充足的睡眠时间,晚上 10 点之前入睡,并尽快熟睡,才能分泌较多的促进长高的激素——生长激素。

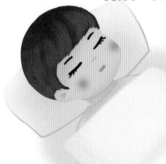

生长激素分泌高峰段
21:00—01:00
05:00—07:00

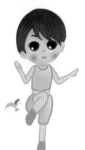

婴幼儿
适合:
做操

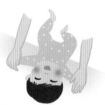

学龄儿童
适合:
跳皮筋、踢毽子
和各种球类运动

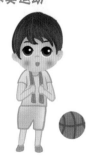

青少年
适合:
跳高、篮球、
排球等

三是加强运动和户外活动,有利于刺激骺软骨增长,从而有利于营养的吸收,及促进骨中钙质沉淀和提高细胞生长能力,这样有利于孩子肢体的生长和骨骼变得坚实。婴幼儿可做主动或被动操;学龄儿童可做向上跳的运动,如跳皮筋、踢毽子等;青少年可做跳高等弹跳运动及全身性运动,如篮球、排球、游泳等。

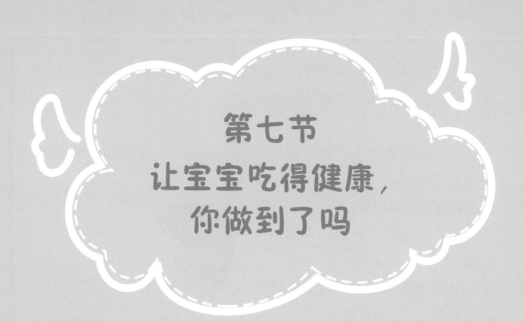

第七节
让宝宝吃得健康，
你做到了吗

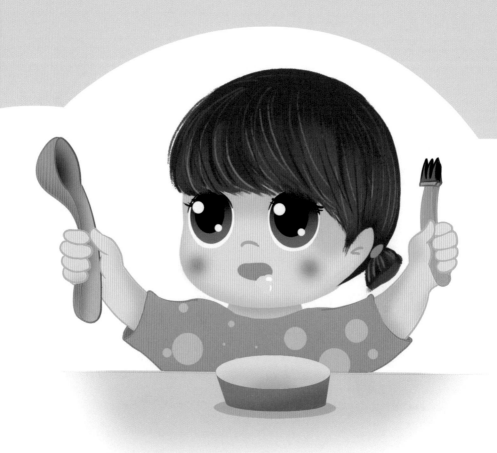

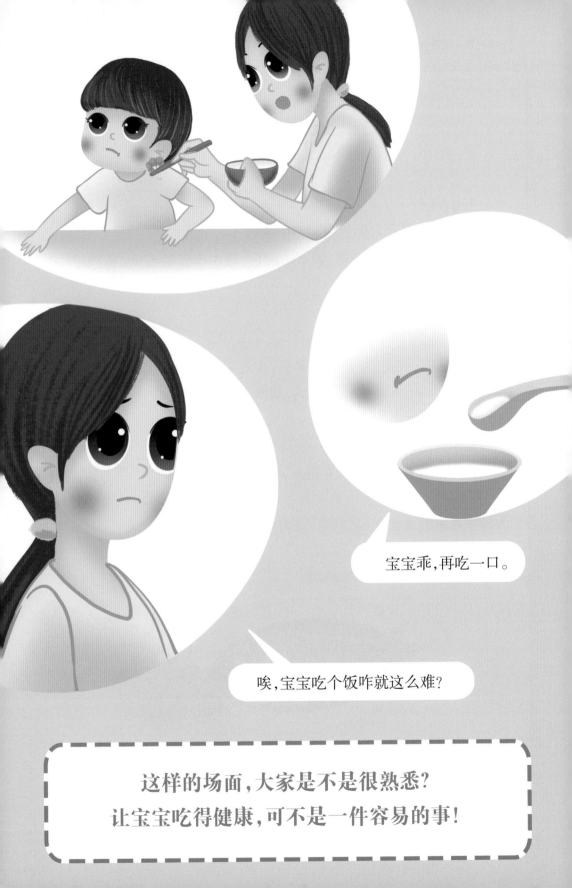

宝宝乖,再吃一口。

唉,宝宝吃个饭咋就这么难?

这样的场面,大家是不是很熟悉?
让宝宝吃得健康,可不是一件容易的事!

科普时间

知识点 1：

要培养孩子良好的饮食习惯。食欲不好的时候不强迫、不哄喂，给脾胃一点时间自己去修复、调节。睡前、睡中不要给宝贝们吃东西，有利于保证睡眠质量。

知识点 2：

如果孩子积食了，要少量多餐，少吃油腻食物，可以吃些山楂、麦芽、萝卜等食材，可以做成山楂粥、胡萝卜汁等。

知识点 3：

孩子的饮食要注意荤素搭配，以谷薯类为主，蛋白质要丰富，如牛肉、鱼、虾等，多吃蔬菜水果来补充各种营养成分，不可以吃太多甜腻、冰冷及辛辣刺激食物，如糖果、冰激凌、辣椒、浓茶等。

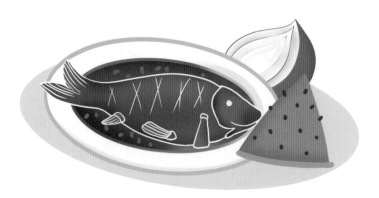

知识点 4:

如果孩子平时食欲好,但是有口气,脾气大,容易亢奋,好动,大便干,出汗比较多,容易出现便秘、咽喉炎、口腔溃疡、多汗等问题,宝贝们平时要少吃辣椒、牛肉、羊肉等食物,避免油煎、烧烤,多吃蔬菜、水果,如梨、香蕉、西瓜等。

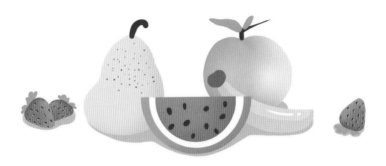

知识点 5:

平时喜欢吃甜食、油腻、油炸食品,不爱活动的孩子会容易长胖,痰湿体质较多。妈妈们要给孩子控制饮食,鼓励宝贝多做运动,多吃杂粮、蔬菜、水果,如燕麦、薏苡仁、白萝卜、赤小豆、扁豆、橘子等,可以避免厌食、咳喘、肥胖等问题的出现。

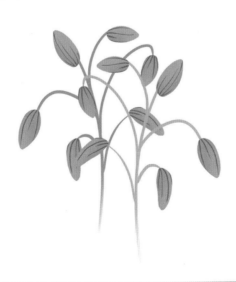

宝妈来问

Q1:如何判断孩子是不是积食了呢?

积食表现为孩子舌苔较厚,有口气,睡眠质量不佳,翻来覆去,大便次数增多、有酸臭味或有没消化掉的食物。如果有这些症状出现,我们就要考虑孩子可能出现了积食的情况,这时候家长们就要给孩子少吃一点了哦。

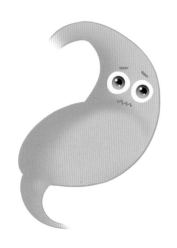

Q2:宝宝长湿疹,我需要忌口吗?

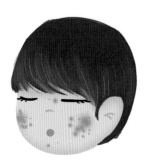

喝母乳的宝贝出现湿疹,首先宝妈们要回想一下自己吃了什么平时没有吃过的食物,或者容易引起过敏的食物(如鱼、虾等),如果有,这种食物就暂时不要吃了,另外不要吃发物(如辣椒、羊肉、鲫鱼、芒果等),同时要避免吃虾、螃蟹、牛奶、鸡蛋等大分子食物。

Q3:我的孩子是过敏体质,还需要注意哪些问题?

这一类体质的孩子平时可以多吃一些柑橘类、糙米、荞麦等。要注意避免已知的过敏原,在家中不要铺设地毯,勤洗被子、枕头(用55℃以上热水清洗),在阳光下晒干,另外要注意空调滤网的清洁。

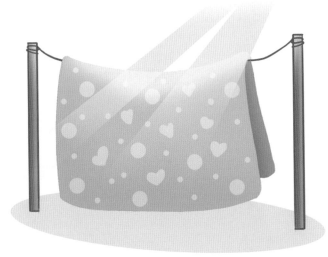

【小提示】

孩子脾胃功能的调理可以通过小儿推拿及穴位敷贴等方法进行改善,但是脾胃的调理需要较长时间,所以家长们不要心急。

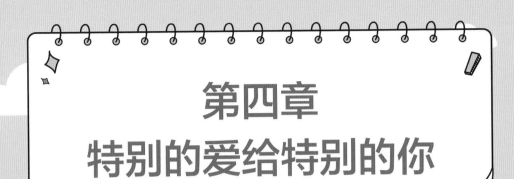

第四章
特别的爱给特别的你

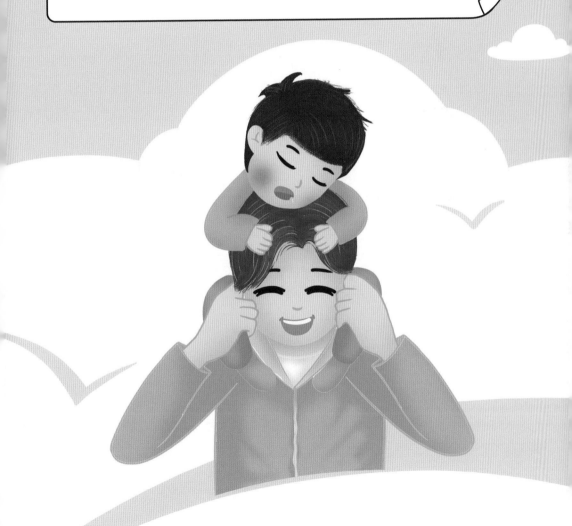

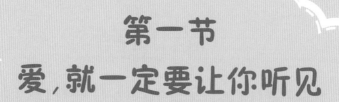

第一节
爱，就一定要让你听见

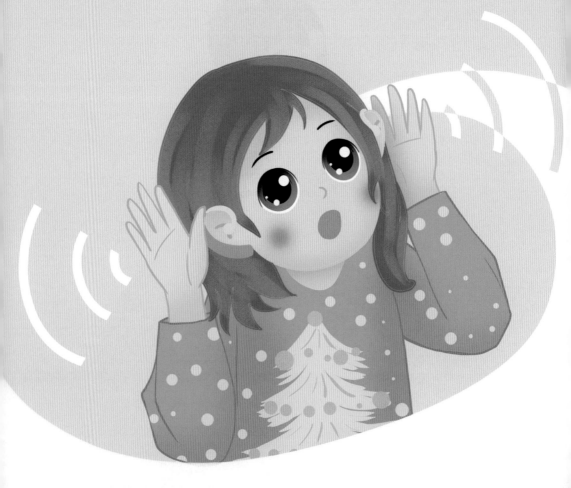

XX 医院·儿童听力诊治中心
客观听力测试记录及报告

姓名:XX　　性别:XX
左耳　　　　右耳

诊断:双耳极重度听力障碍

宝宝,来!

妈妈!

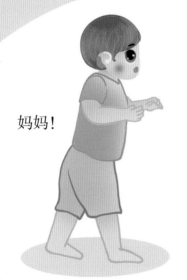
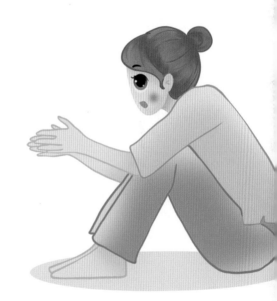

早发现,早治疗,早康复。
让耳聋宝宝也能听见来自爱的呼唤!

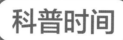

科普时间

知识点1：

好的听力是学习语言的前提，足够的语言刺激和交流环境，是宝宝学习语言的必要途径。

知识点2：

听力障碍，俗称耳聋。耳聋可能导致宝宝吐词不清、语言发育落后，甚至不会说话（也就是聋哑症）、社会适应能力低下、注意力缺陷、学习困难等问题。

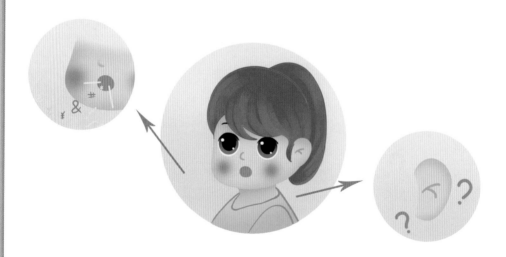

知识点 3:

耳聋有程度之分,分为轻度、中度、重度、极重度。轻度、中度耳聋表现为听得到大声音,听不清小声音;重度、极重度耳聋表现为只能听到很大的声音,听不到小声音。

知识点 4:

耳聋的宝宝如果接受早期治疗及康复,可以像正常孩子一样说话、上学、工作。

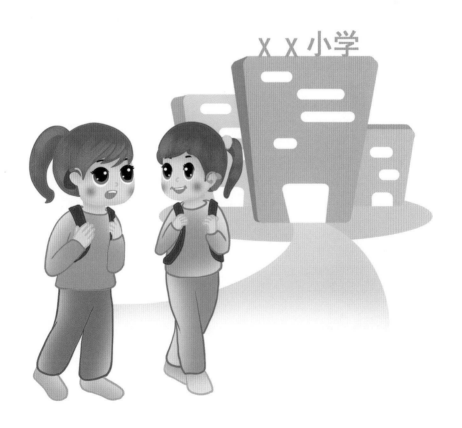

宝妈来问

Q1:我家宝宝确诊了耳聋,可他还不到一岁,也可以戴助听器吗?

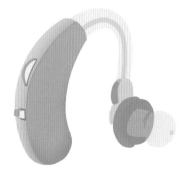

如果确诊了耳聋,几个月的宝宝就可以戴助听器了,早期佩戴助听器,辅助听力,可以帮助孩子早开口、早说话。

Q2:宝宝听力差,医生说要佩戴助听器,不戴行吗?

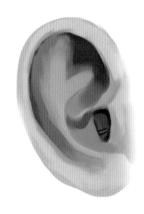

听力差的孩子需要戴助听器,就像近视、散光的孩子需要戴眼镜一样。如果介意,等孩子长大后,可以佩戴特制的、放到耳道里面的助听器,外面完全看不出来。

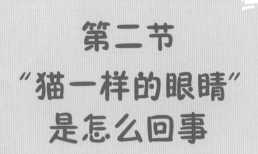

第二节
"猫一样的眼睛"
是怎么回事

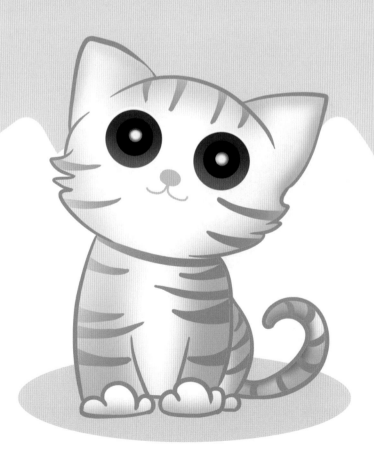

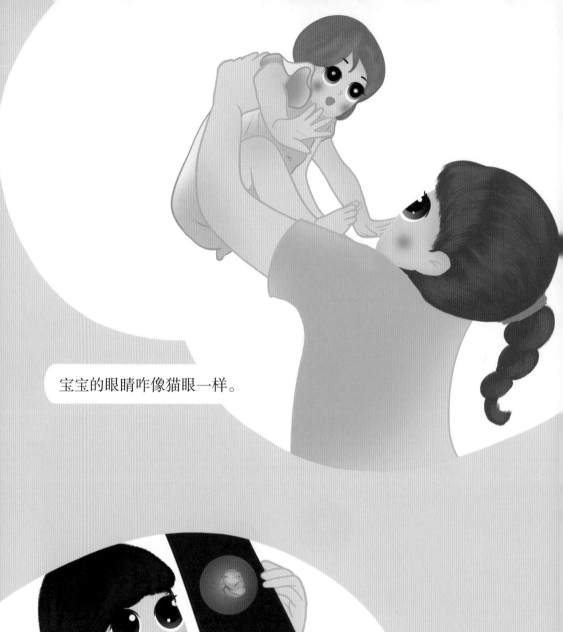

宝宝的眼睛咋像猫眼一样。

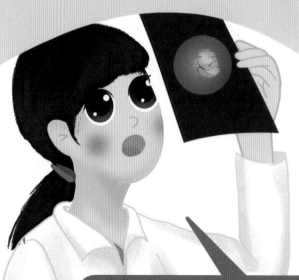

宝宝患的是视网膜母细胞瘤,需要马上进行治疗。

科普时间

知识点 1：

　　"猫眼"儿童其实是俗称，医学术语是"白瞳症"，瞳孔区失去了正常的黑色而呈现白色的反光。眼睛晶状体、玻璃体及视网膜后极部白色或灰白色组织、肿瘤反射光线皆可使瞳孔区呈白色。这样的儿童不能注视目标或不能追随物体运动，严重影响其视力发育。"猫眼"儿童多由家长发现，一旦发现应该马上找专业眼科医生进行检查。

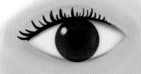

正常眼睛

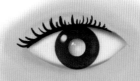

白瞳症

知识点 2：

　　严重的先天性白内障、视网膜母细胞瘤、Coats 病、永存原始玻璃体增生症、早产儿视网膜病变、转移性眼内炎、视网膜脱离等都可能导致白瞳症。白瞳症的治疗主要是对不同的眼病进行对症治疗。

宝妈来问

Q:有办法早点发现白瞳症吗?

有!

最好的办法就是从宝宝出生开始定期做眼保健及视力检查,像先天性白内障出生就能早发现、早治疗,对于后期视力的发育有很好的帮助;而其他白瞳症,则需要通过进一步的眼底检查才能早期发现,在病变早期治疗,预后也是比较好的。

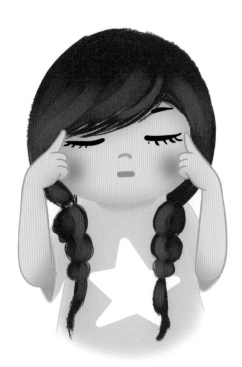

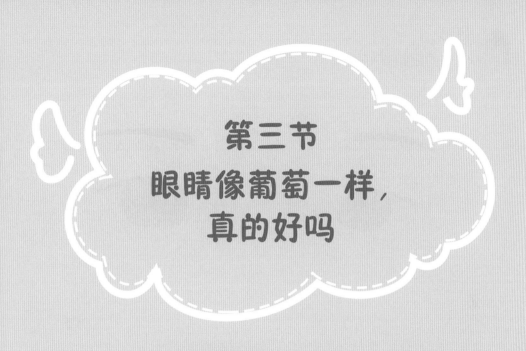

第三节
眼睛像葡萄一样，
真的好吗

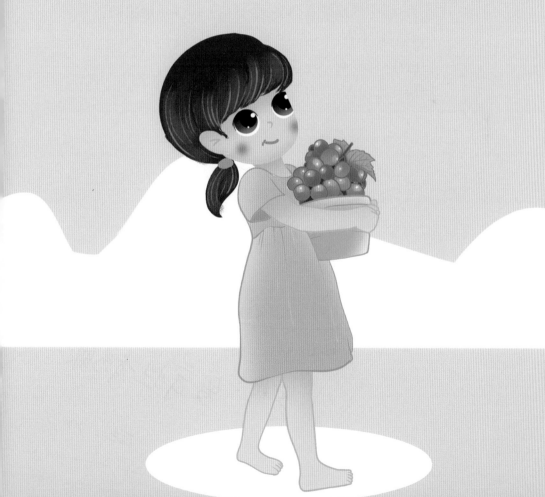

妈妈
宝宝的眼睛真好看

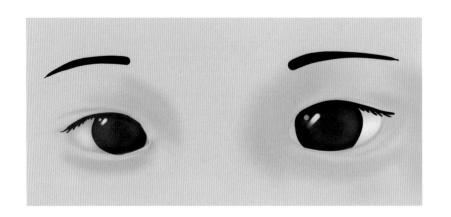

小真:宝宝的眼睛真漂亮,像葡萄一样漆黑漆黑的。

妈妈回复小真:哈哈。

白医生:像葡萄? 建议去医院看看。

妈妈回复白医生:呃——别吓我。

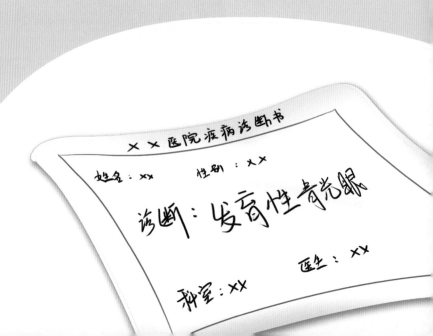

科普时间

知识点 1：

发育性青光眼曾叫先天性青光眼，患此病的孩子眼睛的眼球黑色部分多，白色部分少，看起来像葡萄一样。发育性青光眼是胚胎期和发育期内眼球房角组织发育异常导致房水排出障碍引起的。分为原发性婴幼儿型青光眼、少年儿童型青光眼和伴有其他先天异常的青光眼三类。

知识点 2：

婴幼儿型青光眼患儿多在出生时已存在眼部异常，通常在 3 岁以前发病，由于高眼压引起角膜上皮水肿刺激，患儿常常出现畏光、流泪和眼睑痉挛，严重时患儿烦闹哭吵，喜欢埋头以避免畏光的疼痛刺激。

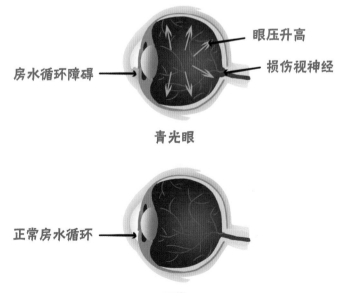

青光眼

正常

知识点 3：

少年儿童型青光眼一般无症状，多数直到有明显视功能损害如视野缺损时才注意到，有的以废用性外斜视为首次就诊症状，当发展到一定程度时可出现眼胀、头痛甚至恶心症状。

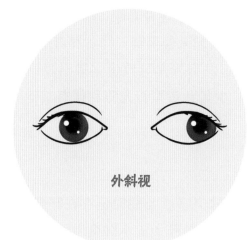

外斜视

知识点 4：

发育性青光眼如不及时发现治疗，视力损害不可逆，最严重的后果会导致眼睛失明，一经诊断，应尽早手术治疗。

宝妈来问

Q1:父母如何发现婴幼儿青光眼?

由于婴幼儿不会表达,出现莫名的流泪、畏光,"黑眼珠"莫名的大,并常常有用手揉眼、烦躁、喜欢埋头等行为,应引起重视,及时前往医院眼科进一步检查。

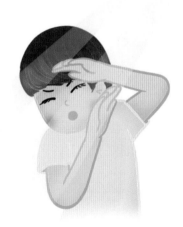

Q2:先天性青光眼能够治愈吗?

先天性青光眼可以治疗,但不能完全治愈。关键在于早期发现、早期诊断、早期手术。大多数眼压可以恢复正常水平,不会对婴儿的视力造成持续的损害,然而需要终生随访、定期复查并进行眼压监测。

Q3:如果确诊为先天性青光眼,家长需要注意哪些?

1. 家长首先应了解先天性青光眼的危害及坚持治疗的重要性,消除顾虑和紧张情绪,积极配合治疗。

2. 平时注意患儿眼部保护,防止眼外伤。

3. 学会药物的正确用法,严格遵循医嘱用药,同时注意药物的不良反应。

4. 手术后也要定期复查,家长最好学会指测眼压,当出现高眼压可疑时,及时就医诊治。

家长给宝宝指测眼压的方法:让宝宝双眼向下看,家长将双手食指尖放在宝宝一眼上睑皮肤上,隔着眼睑对眼球交替轻压,凭着食指尖感觉到的巩膜弹性程度即眼球的张力,大致估计眼球硬度。检查时可同时与正常眼作比较帮助判断。

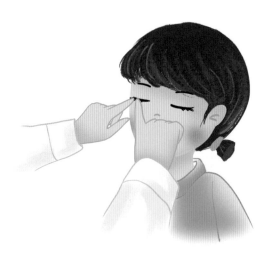

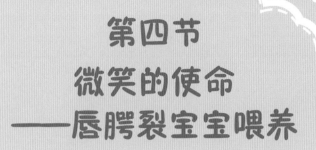

第四节
微笑的使命
——唇腭裂宝宝喂养

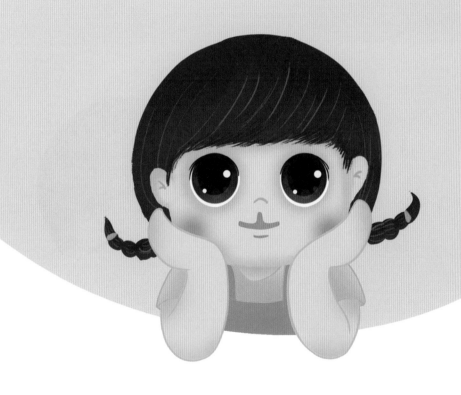

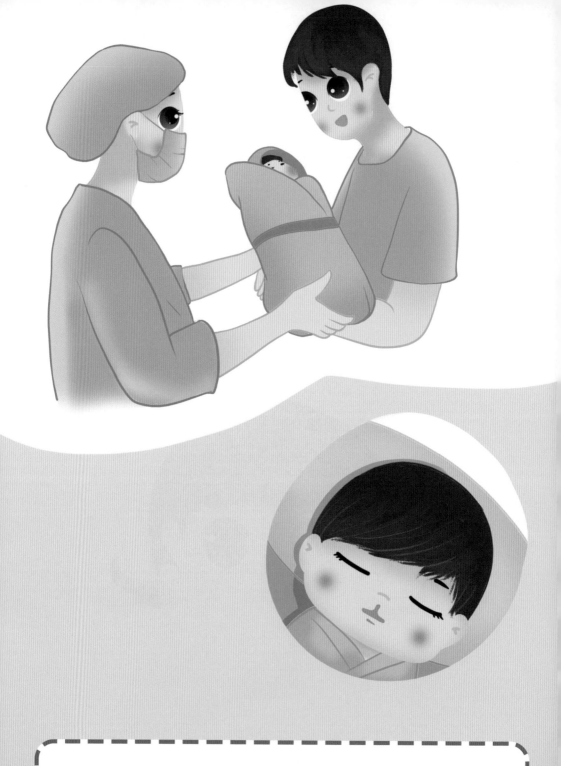

精心喂养唇腭裂宝宝，
让他们也能拥有笑容灿烂的人生。

科普时间

知识点 1:

　　唇裂宝宝的嘴唇俗称"兔唇",多发生在上唇,嘴唇看上去被分成两瓣或者三瓣,因此也被称为"豁嘴"。而有时宝宝出生时检查发现上牙膛或者"小舌头"(悬雍垂)是裂开的,这种出生时就已经存在腭部裂开,医学上称之为腭裂,可单独发生,也可伴唇裂同时发生,都属于先天性畸形。

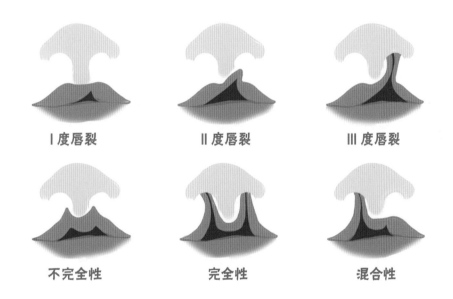

Ⅰ度唇裂　　　　Ⅱ度唇裂　　　　Ⅲ度唇裂

不完全性　　　　完全性　　　　混合性

知识点 2:

　　唇腭裂宝宝尽可能进行母乳喂养。因为母乳中含有增加患儿抵抗力的营养成分。唇腭裂宝宝比正常宝宝吸奶困难,妈妈在进行母乳喂养时,要尽量让宝宝含住乳头及乳晕,可以用手指按住唇裂隙缝处,帮助吸吮。

知识点3：

对于腭部裂隙比较宽的宝宝，因其口腔鼻腔相通，吸吮乏力，若宝宝实在无法吸吮母乳，妈妈可以用吸奶器将母乳吸出，再注入唇腭裂专用奶瓶给宝宝喂食。注意选择较大、较柔软的奶嘴，奶嘴的开口以Y形或十字形为佳；瓶身软性可以挤压，帮助宝宝进食。

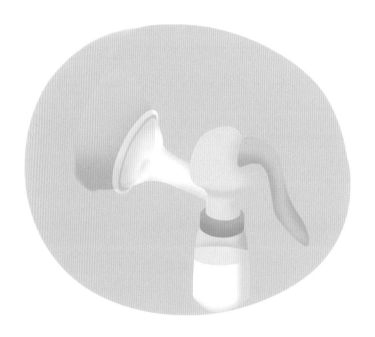

知识点4：

若唇腭裂宝宝无法适应母乳或者奶瓶喂养，可以采取汤匙或带硅胶汤匙的奶瓶喂养。如无法适应汤匙喂养，尤其是早产低体重儿，也可以使用滴管喂养，还可以出生后到医院通过制作腭护板缩窄裂隙、封闭口腔与鼻腔之间的通道来帮助喂养。

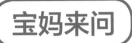

Q1：给唇腭裂宝宝喂奶时，怎样预防呛奶？

唇腭裂宝宝因为先天性生理结构异常，更容易发生呛奶溢奶，注意以下几点，可以有效预防喂养时呛奶发生。

1. **喂奶时机恰当**　不要在宝宝哭泣或者欢笑时喂奶，不要等宝宝很饿了才喂奶或者很饱了还喂奶。

2. **正确的姿势**　妈妈以 45 度角怀抱宝宝，采取面对面方式进行喂养；奶嘴应该朝向完整的唇侧、上腭方向，千万不要朝向裂开处，这样才能避免磨破鼻中隔或鼻腔黏膜，造成疼痛，进而影响喂食量。

3. **控制速度**　喂养时要控制流速，以奶瓶倒立时能让奶水一滴接一滴地流的速度为主。

4. **注意观察**　喂奶过程中，家长应随时观察宝宝，如出现溢奶或者口唇颜色发青时立即停止喂奶。

5. **拍出胃内气体**　吃完奶后将宝宝直立抱起，靠在肩头，手掌微收呈空心状，轻拍宝宝背部，直到听到宝宝打嗝，再竖抱 15 分钟，将头偏向一侧放于床上。

Q2：唇腭裂宝宝什么时候治疗合适？

在宝宝出生前，家长要接受宝宝的喂养辅导，调整心态，必要时进行心理咨询。在宝宝出生后3月龄左右，经医生评估宝宝全身情况，进行唇裂手术。12月龄左右经评估行腭裂手术。3岁半左右接受语音评估及语音训练，以及颌面部及牙齿发育的追踪观察，在6~7岁及9~11岁视情况行牙槽突植骨术，便于相应牙齿萌出，同时亦可以开始牙齿的矫正。因唇腭裂宝宝情况存在个体差异，家长需定期于口腔科复查，配合医生拟订个性化治疗方案。

【小提示】

1. 喂奶完毕可使用沾温开水的湿润纱布清洗鼻孔、腭部、舌头及牙床，如此可避免因奶垢堆积，造成口腔黏膜感染。

2. 当家长发现宝宝口腔黏膜有破损时，一定要及时带宝宝去医院进行检查及治疗。

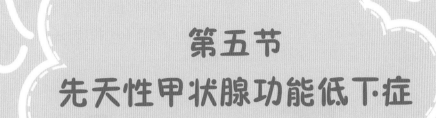

第五节
先天性甲状腺功能低下症

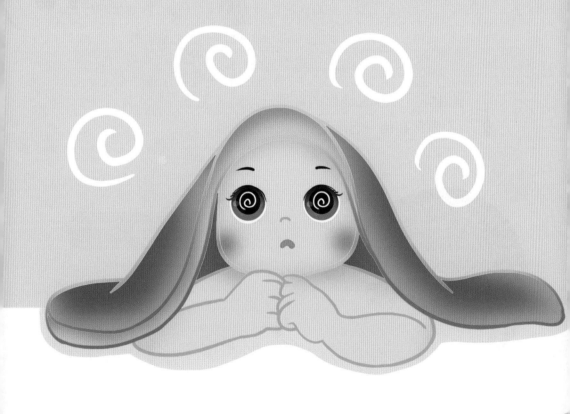

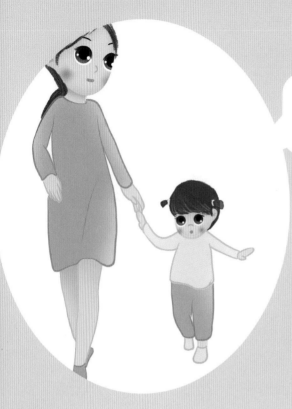

妈妈,他和我一样都6岁了,为什么他个子比我矮,还只会叫妈妈?

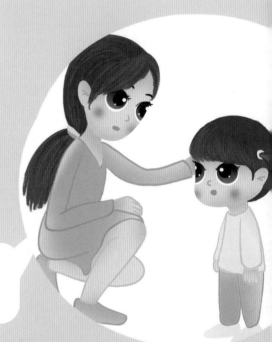

他生病了,但他是你的好朋友,我们照常和他一起玩吧!

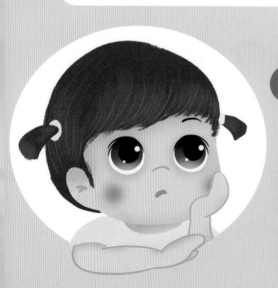

可是他生的是什么病呢?

原来他生的病,叫先天性甲状腺功能低下症。

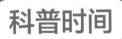

知识点 1：

先天性甲状腺功能低下，又称呆小病，是由于甲状腺先天性缺陷或因母亲孕期缺碘所致。其主要的特征包括智力发育落后、生长发育迟缓和生理功能低下。

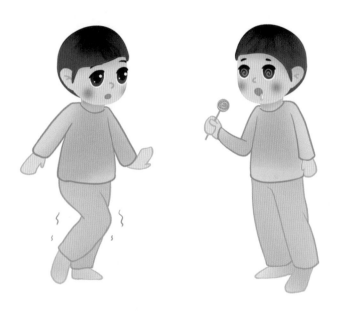

知识点 2：

先天性甲状腺功能低下的孩子，在新生儿期可能会出现嗜睡、厌食、长期黄疸、便秘、体重增长缓慢、哭声嘶哑、运动发育迟缓等；在儿童期，出现特殊面容及体征：塌鼻、眼距宽、舌厚大常伸出口外、表情呆滞、面部浮肿、皮肤粗糙干燥、贫血貌、牙齿发育不全、身材比例不对称、上部量长、下部量短等。此外，患儿的智力、语言、神经反射、生长及性等发育均落后于正常的孩子。

知识点 3：

若在新生儿期不能及时发现和开始正确的治疗,会导致儿童时期智力低下、身材矮小,影响患儿日后的生活质量。如果出生 3 个月内开始治疗,智力绝大多数可达到正常;如果在 6 个月以后才开始治疗,虽然生长情况能得到改善,但智力会受到严重损害。

知识点 4：

对新生儿进行先天性甲状腺功能低下症筛查检测,能及早发现患儿,并尽早诊断、尽早治疗。该筛查方法简单,只需要足底采血便能完成。

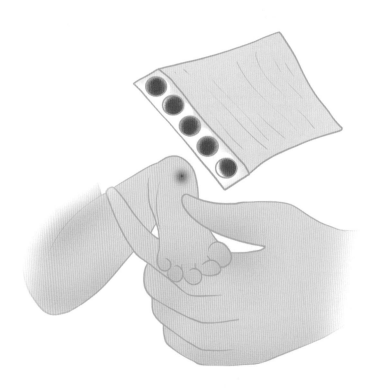

宝妈来问

Q1:筛查检测结果为"可疑",怎么办?

新生儿疾病筛查结果可疑,或者怀疑宝宝患有先天性甲状腺功能低下症,需要再次通过采静脉血进行详细的甲状腺功能检测,主要包括血清游离三碘甲腺原氨酸(FT_3)、血清游离甲状腺素(FT_4)和促甲状腺激素(TSH)。当出现 TSH 明显增高,而 FT_4 降低时,可以诊断为先天性甲状腺功能低下症。

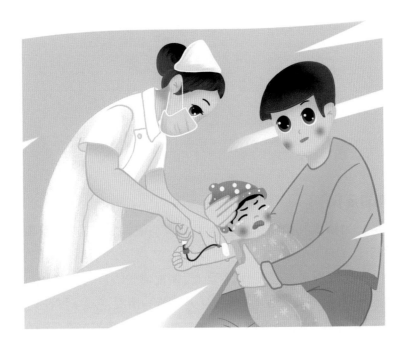

Q2:宝宝如果被确诊为先天性甲状腺功能低下症,怎么办?

一旦确诊,应尽早治疗。越早发现,越早治疗,越能避免因大脑缺乏甲状腺素而导致发育迟缓的损害。确诊的孩子一生都要服用甲状腺制剂,一辈子不能停,不能中断,更加不能随意加减药量。在治疗过程中,家长要及时与医务人员保持联系,监测孩子的智力和体格发育情况。此外,注意要让孩子多吃富含蛋白质、维生素及矿物质的食物。

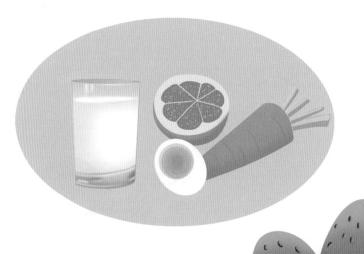

【小提示】

1.如果家长想给宝宝检查甲状腺功能,需要等满月后再进行。

2.如发现宝宝嗜睡、喂养困难、体重增长缓慢、哭声低哑、体温不升,经常腹胀便秘、黄疸延迟消退等情况,应及时就医。

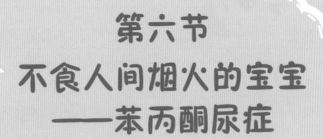

第六节
不食人间烟火的宝宝
——苯丙酮尿症

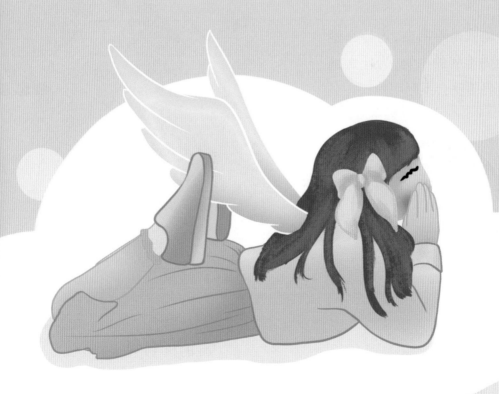

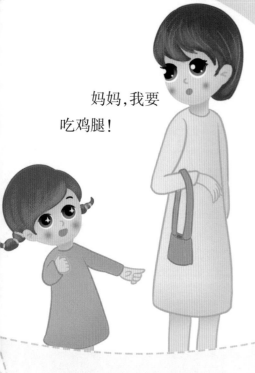

妈妈，我要吃鸡腿！

宝宝，你不能吃鸡腿，吃了你就会变得不聪明、不漂亮。

她就是不明白，为什么她只能喝难喝的牛奶，为什么她吃了鸡腿就会不聪明？

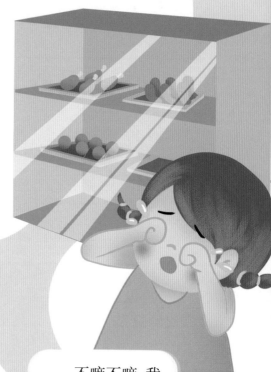

不嘛不嘛，我就要吃鸡腿！

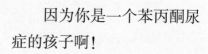

因为你是一个苯丙酮尿症的孩子啊！

科普时间

知识点 1：

苯丙酮尿症是一种先天性的遗传疾病，主要是因为人的身体里缺少了一种叫"苯丙氨酸羟化酶"的东西，身体不能消化食物中的蛋白质而导致疾病。患病的孩子表现为：智力低下、精神神经症状、湿疹、皮肤抓痕征及色素脱失和鼠尿味、脑电图异常等，被称为"不食人间烟火的天使。"

知识点 2：

苯丙酮尿症患儿必须终生治疗，以低苯丙氨酸饮食为主，在婴儿期就要喝特制的奶粉，定期到医院进行检查。

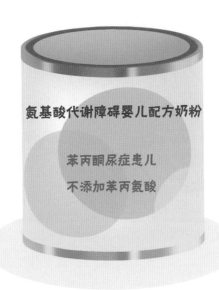

知识点 3:

苯丙酮尿症患儿需要控制天然蛋白质的摄入,以低或无苯丙氨酸的奶粉、蛋白粉作为蛋白质的主要来源。患儿每日总蛋白质摄入量中80%来自人工蛋白质,20%来自天然蛋白质。食材可以根据以下原则来进行选择:

绿色食物可入口,主要为大部分的蔬菜和水果类食物,如:大白菜、西红柿、胡萝卜、芦笋、茄子、黄瓜、梨、草莓、桂圆等;

黄色食物要限制,主要为淀粉类食物,如:大米、玉米、面食、麦片、土豆、香蕉、南瓜、淮山、红薯等;

红色食物要远离,主要为所有富含蛋白质的食物,如各种鱼类、虾类、肉类、贝壳类、鸡蛋、牛奶、豆类及豆制品等。

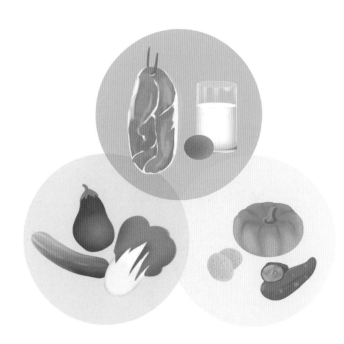

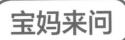

Q1:苯丙酮尿症患儿在接受治疗过程中,家长需要注意什么?

家长要做到:配合医生,坚持治疗,定期复查,切勿中断,这是治疗成功的关键。只有规范正确的治疗,科学合理的饮食,稳定的血苯丙氨酸浓度,苯丙酮尿症患儿才可能与同龄儿童一样健康成长。

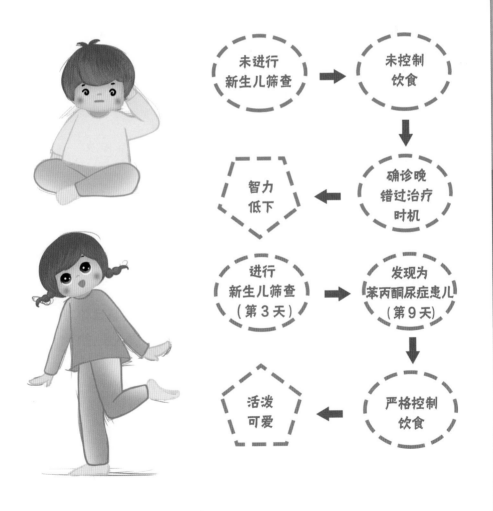

Q2:苯丙酮尿症患儿接受饮食治疗后如何进行血苯丙氨酸浓度监测?血苯丙氨酸理想控制浓度是多少?

饮食治疗后血苯丙氨酸浓度监测第一个月应每周复查 1~2 次,以后每月一次。

血苯丙氨酸理想控制水平

年龄	血苯丙氨酸浓度 /(毫克·分升⁻¹)
0~3 岁	2.0~4.0
3~6 岁	3.0~6.0
6~12 岁	3.0~8.0
12~16 岁	3.0~10.0
大于 16 岁	3.0~15.0

【小提示】

1. 母乳仍是苯丙酮尿症婴儿的最好饮食,切忌盲目停喂母乳。母乳喂养需要根据每日苯丙氨酸的推荐摄入量,给予计算量的母乳。

2. 只要做到早发现、早干预,坚持终身治疗控制饮食,就能给孩子一个改变命运的机会。

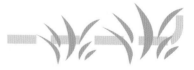

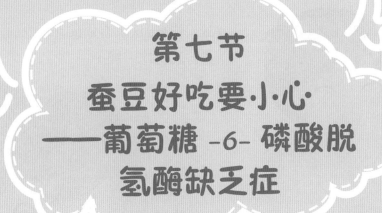

第七节
蚕豆好吃要·小·心·
——葡萄糖 -6- 磷酸脱氢酶缺乏症

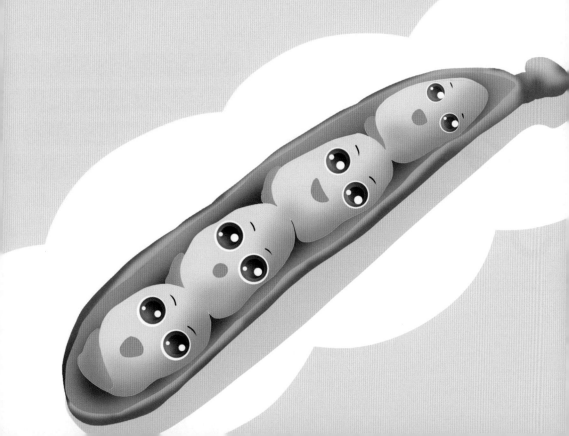

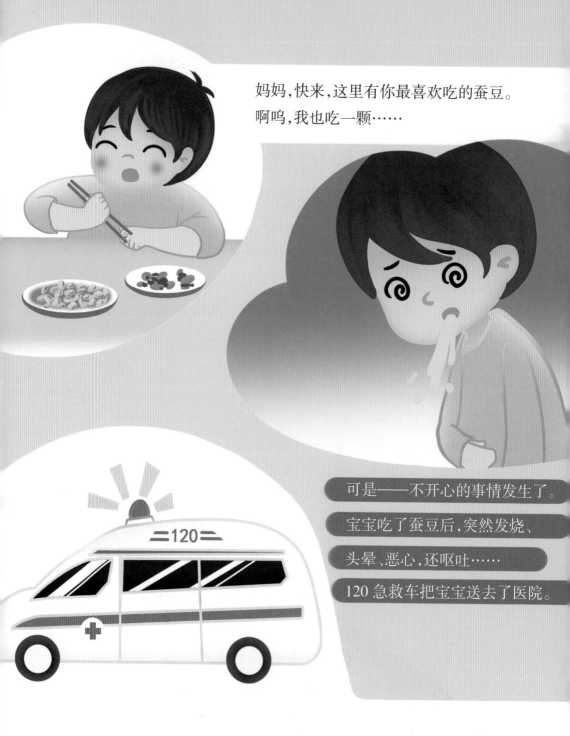

妈妈,快来,这里有你最喜欢吃的蚕豆。
啊呜,我也吃一颗……

可是——不开心的事情发生了。
宝宝吃了蚕豆后,突然发烧、
头晕、恶心,还呕吐……
120 急救车把宝宝送去了医院。

医生:宝宝得的是"蚕豆病",以后千万不能吃蚕豆和蚕豆制品,否则会引起严重后果。

科普时间

知识点 1:

葡萄糖 –6– 磷酸脱氢酶（G–6–PD）缺乏症，俗称蚕豆病，是一种由于进食蚕豆、蚕豆制品、接触蚕豆花粉、使用某些化学药品，或母亲食用蚕豆后给婴幼儿哺乳所引起的一种急性血管内溶血性贫血。蚕豆病是一种遗传病，属 X 连锁不完全显性遗传，一般男性患者多于女性，患者中 3 岁以下儿童占 70%。我国海南、广东、广西、云南、贵州、四川等省份是蚕豆病的高发地区。

知识点 2:

蚕豆病患者血液里的红细胞缺乏一种酶，叫葡萄糖 –6– 磷酸脱氢酶，当身体接触到某些成份或化学药品时，红血球很容易发生溶血反应。食用蚕豆、使用溶血类药物和重症感染是引起蚕豆病发病的三大主要诱发因素。

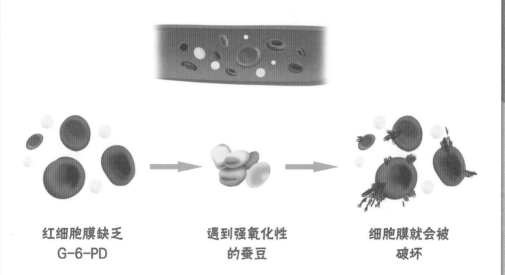

红细胞膜缺乏　　　　遇到强氧化性　　　　细胞膜就会被
G-6-PD　　　　　　　的蚕豆　　　　　　　破坏

知识点 3：

蚕豆病患者常出现疲倦乏力、畏寒、发热、头晕、头痛、厌食、恶心、呕吐、腹痛等不适，尿液的颜色也会变成浓红茶色或者酱油色。有蚕豆病的孩子，如果发生了溶血，很有可能会出现黄疸，而且黄疸往往会比较严重，也就是我们常说的高胆红素血症。如果没有及时做相应的治疗和退黄处理，很可能会发生胆红素脑病这样的严重并发症，严重影响孩子的智力发育。

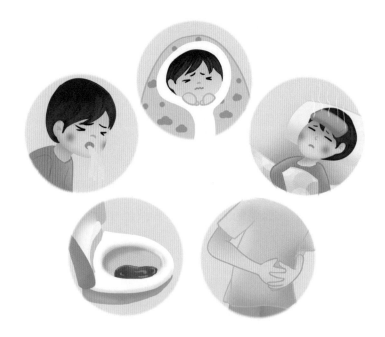

知识点 4：

蚕豆病属于急性溶血，在贫血严重的情况下，患者最好接受输血或输浓缩红细胞进行治疗。如果情况比较严重，则需要反复输血。蚕豆病发作后，患者一定要多喝水，在必要的时候，要通过输液的方式碱化尿液，保护肾功能。

宝妈来问

Q1:是不是只要不吃蚕豆,就不会发生蚕豆病了呢?

不是。

蚕豆病因为接触蚕豆而发病只占其中一部分,还有部分患者是因为服用了一些氧化性药物,比如抗疟疾药(伯氨喹啉、奎宁)、退热药(氨基比林、非那西丁)、磺胺类药物等,继而引发溶血。此外,樟脑丸中的 "萘" 也容易诱发溶血,所以患者的衣物应避免使用樟脑丸。在日常生活中一定要注意孩子的饮食和药物使用,避免发生溶血反应。

Q2:怎样预防蚕豆病的发生?

有 "蚕豆病" 的家族中,特别是有血缘关系的亲属应该禁食蚕豆及蚕豆制品,并且避免接触蚕豆花粉,禁止使用一些氧化性药物等。孕妇或哺乳期的女性绝对不能吃蚕豆。还要重视新生儿遗传代谢病的筛查,做到早发现、早治疗。总之,对于蚕豆病,我们更应该注重的是主动、有意识地预防,杜绝可能发生的不幸,而不是被动地接受相关治疗。

Q3:蚕豆病如何检查?

重视婚前检查,婚检可以检查出男女双方是否有该病。此病为隐性遗传,孕前检查和孕期检查很有必要。如果父母有任何一人缺乏 G-6-PD,新生儿需要做相关遗传代谢病的检查。家长可带孩子到正规医院接受专业的检查,主要包括血象、骨髓象、尿检查等项目。宝宝第一次吃蚕豆时要小心,同时父母仔细观察孩子有无异常情况。

【小提示】

1. 在蚕豆传粉和成熟时,家长要注意避免带孩子到蚕豆地。

2. 慎用杀虫剂,特别是含有容易使血液溶解成分的杀虫剂。

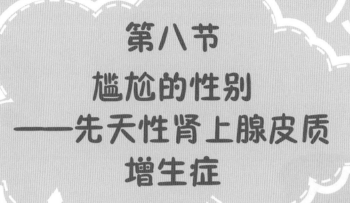

第八节
尴尬的性别
——先天性肾上腺皮质增生症

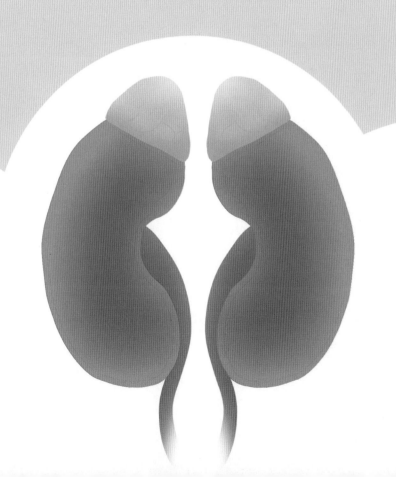

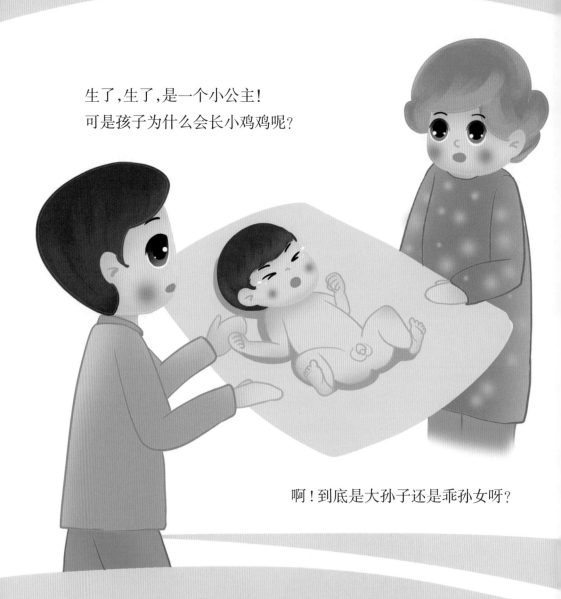

生了,生了,是一个小公主!
可是孩子为什么会长小鸡鸡呢?

啊!到底是大孙子还是乖孙女呀?

家庭喜添新丁,却遭遇性别上的尴尬。这就是一个先天性肾上腺皮质增生症患儿诞生后的真实经历。

科普时间

知识点 1：

先天性肾上腺皮质增生症（CAH），又称肾上腺生殖器综合征。这是一组先天性常染色体隐性遗传性疾病，常见于女孩，是因为肾上腺皮质激素在合成过程中酶的缺失，使肾上腺的正常代谢通路中断，导致雄性激素分泌异常增多。

肾上腺皮质激素在合成过程中酶缺失后果：完全缺失——孕妇流产或新生儿的死亡；部分缺失——患儿病情较轻，出现不同程度的肾上腺皮质功能减退、女孩男性化、男孩性早熟、低血钠或高血压等多种症候群。

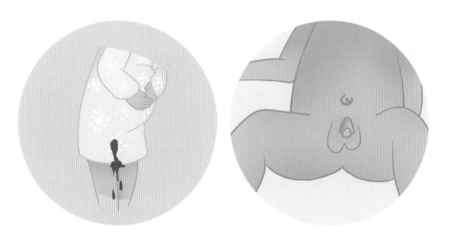

流产　　　　　　　　　女婴性器官男性化

知识点 2:

先天性肾上腺皮质增生症根据临床严重程度不同,分为失盐型、单纯男性化型、非典型三种类型。

知识点 3:

只要坚持吃药,定期复查,先天性肾上腺皮质增生症是可以控制的。性别发育严重异常的患儿,除外科手术矫正(手术最适宜时间为 6 月龄至 1 岁)外,还需要长期使用肾上腺皮质激素药物进行替代治疗。经过安全、正规治疗后,男女患者均能正常拥有青春期发育和生育功能,也不会危及生命。若不及时治疗,虽不影响成年后的智力发育,但患者身材矮小,可能因为肾上腺危象而导致死亡。

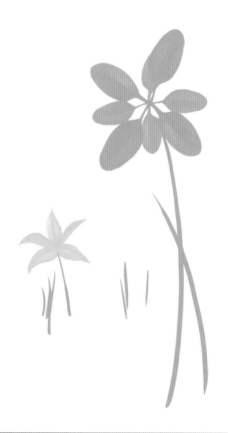

知识点 4：

由于先天性肾上腺皮质增生症表现的症状不明显，出现脱水和休克之前往往不容易被察觉，导致耽误最佳治疗时间。刚出生的新生儿可因脱水、低血容量、低血压和循环衰竭，出生后数天死亡。

知识点 5：

先天性肾上腺皮质增生症患儿因 21- 羟化酶缺乏患病，会导致雄激素异常增高，无论男女，一般都在 4~7 岁可明显出现胡须、阴毛、腋毛，有的甚至在婴儿期出现阴毛发育。此外，出现体臭、秃发、痤疮等。由于促肾上腺皮质激素增高，在皮肤皱褶处有不同程度色素沉着。由于雄激素增高，患儿早期身高增长加速，超过同年龄、同性别正常儿童。

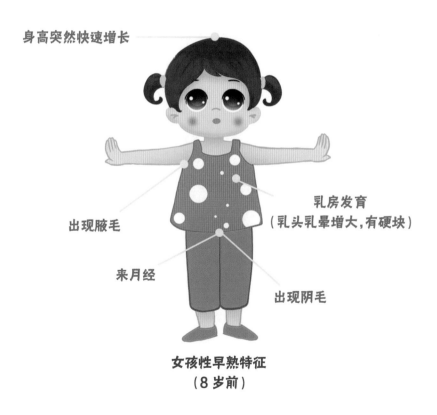

女孩性早熟特征
（8 岁前）

宝妈来问

Q1:家长需要间隔多久带患病的孩子来医院检查?

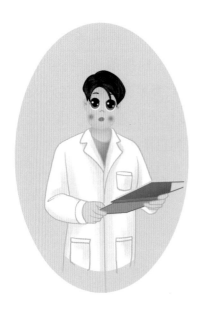

医生定期评估先天性肾上腺皮质增生症患儿的生长情况(包含身高、体重、性征),骨骼发育情况,血压,血液学检查等指标有助于制定出最佳的治疗方案,以取得最佳的治疗效果。因此建议家长在孩子 12 月龄内,每 3 个月来医院随访 1 次;1~3 岁,每 3~6 个月随访 1 次;3 岁以上,每 6 个月随访 1 次。

Q2:对于这类孩子平时怎么照顾?

饮食上要注意营养均衡,搭配合理,以清淡低钠的食物为主,少油腻、腌制、辛辣刺激性食物,尽量用植物性油代替动物性脂肪,由于食盐中的主要成分就是钠,盐分过多容易引起血压的升高,不利于身体健康,因此要少吃。

少吃豆类、含有钠元素多的蔬菜水果。平时宜吃富含钾、含碱元素的食物，如：香菇、甜玉米、马铃薯、黄瓜、柑橘、葡萄、桂圆、西瓜、柿子、芒果、椰子、栗子、百合、蛋清、莲藕、海带、茶叶以及食醋等。多吃一些有利尿通便作用的食物，减轻肾脏功能负担。

督促孩子进行适当的运动，以增强身体抵抗能力，提高身体素质，减轻感染的风险；还要注意培养良好的生活习惯，劳逸结合，避免增加脏器功能负担。

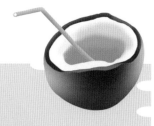

【小提示】

1. 宝宝出生后一定要做新生儿遗传代谢病筛查，做到早发现、早诊断、早治疗。

2. 如果上一胎怀的是先天性肾上腺皮质增生症孩子，再次怀孕时一定要做产前诊断，避免缺陷儿的出生。

3. 患儿一经诊断应立即给予激素治疗！越早越好！终身治疗！

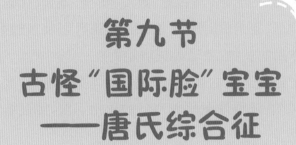

第九节
古怪"国际脸"宝宝
——唐氏综合征

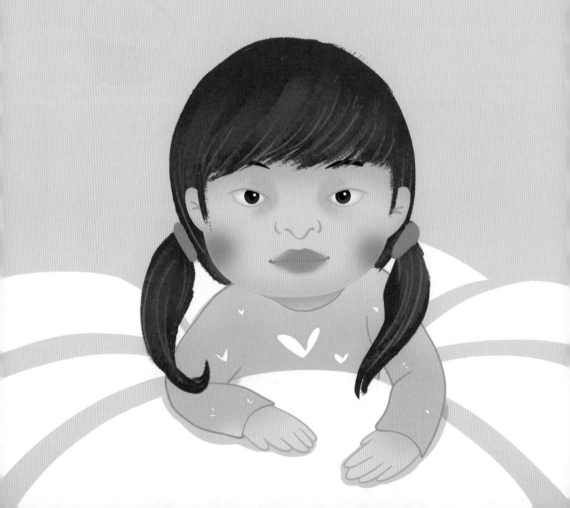

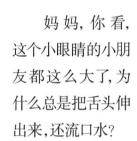

妈妈，你看，这个小眼睛的小朋友都这么大了，为什么总是把舌头伸出来，还流口水？

宝宝，每个小朋友都是可爱的。这个小朋友是因为生病了，所以才这样。

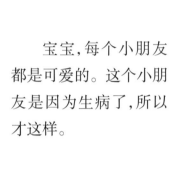

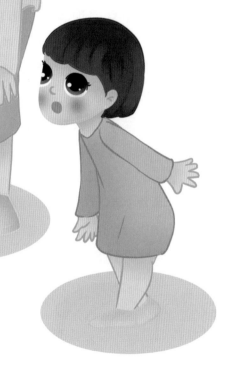

科普时间

知识点1：

这个爱伸舌头、流口水的宝宝是因为患有一种叫唐氏综合征的疾病。唐氏综合征，又称21–三体综合征，俗称"唐宝宝"，是最常见的严重出生缺陷病之一。我们的身体里住着23对染色体(46条)，而唐氏综合征的患者却多出了一条21号染色体，目前引发这一变化的原因尚不明确。

知识点2：

我国目前现有超百万的"唐宝宝"，但是都没有好的方法能够治疗。在母亲怀孕时做有效的产前筛查和产前诊断，及时进行干预，是防治唐氏综合征患者的最有效措施。

知识点3：

唐氏综合征的患者长得几乎都一样，有着明显的特殊面容：双眼距离较远、眼睛向上斜、鼻梁骨平坦，嘴、牙齿及耳朵均细小，通贯掌、颈部皮肤厚、肢体畸形等，舌头胖，常伸出口外，流口水较多。他们在外貌和体质上都有很多相同的地方。他们的智力比正常小孩低，但性格温驯。在发育成长的过程中，他们可能还患有其他并发症，包括听力缺陷、先天性心脏病、白血病等。

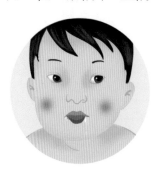
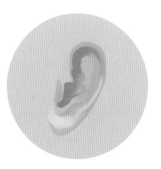
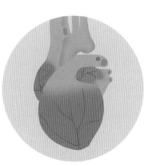

宝妈来问

Q：家有"唐宝宝"，家长在养育方面需要注意哪些？

　　唐氏综合征的宝宝都会有发育落后的症状，包括运动，语言，认知方面。对于一个有唐氏综合征患儿的家庭来说需要巨大的耐心和信心，要反复耐心地教育和训练患儿的基本生活技能，最大可能的使其以后可以适应社会、独立生活。

1. 在喂养方面

　　"唐宝宝"出生后，喂养方式与其他宝宝一样，也可以母乳与牛奶混合喂养。但"唐宝宝"肌肉张力较低，有些宝宝消化道构造发育较迟缓，因此在含接乳头、吸吮等口腔动作的学习上，须要有较多的练习与引导，必须少量多次耐心喂，减少呛奶或溢奶、吐奶的状况发生。可以早点添加辅食，提供多元化的食物，防止日后偏食造成营养不良。

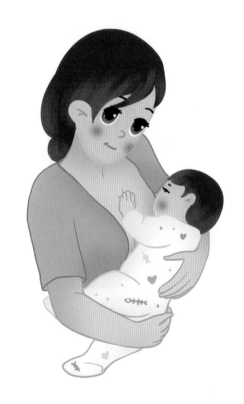

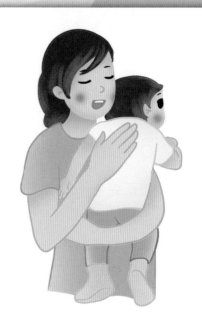

2. 在抱姿方面

"唐宝宝"肌肉张力较低，家长在怀抱时，必须要给予支撑，并动作轻柔，避免加重不稳定关节的负担，"唐宝宝"在小的时候颈椎有可能存在发育不良的现象，在颈椎还没有完全发育好的情况下，要避免宝宝头颈过度伸展。

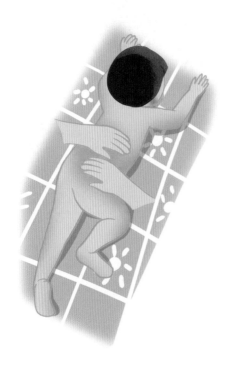

3. 在治疗方面

"唐宝宝"出生后，家长就要在家经常为宝宝按摩，刺激宝宝的生长发育，待宝宝 3~4 个月时，就可以开始接受物理治疗，随着年龄增加，智能训练、语言治疗等课程也要慢慢加入唐氏儿的生活，帮助宝宝的各项发展。不间断的动作练习与复健，除了增强孩子的自理能力，对智力的发展也有很好的影响，家长需要耐心配合，给予"唐宝宝"练习的机会。

4. 其他方面

家长们平时要带宝宝进行适当的体育锻炼,保证充足睡眠;注意防寒保暖,避免感冒;生活中多与孩子互动,玩游戏、讲故事等,使孩子保持良好的情绪;饮食要营养均衡。饭后漱口,不吃剩菜剩饭,不吃生冷食物。听从医生指导安排,定期复查。

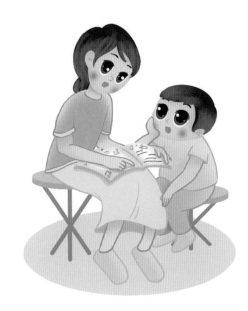

【小提示】

每个孩子都是小天使!"唐宝宝"也一样哦! 如果你身边也有一个这样的孩子,请一定要爱护 TA!

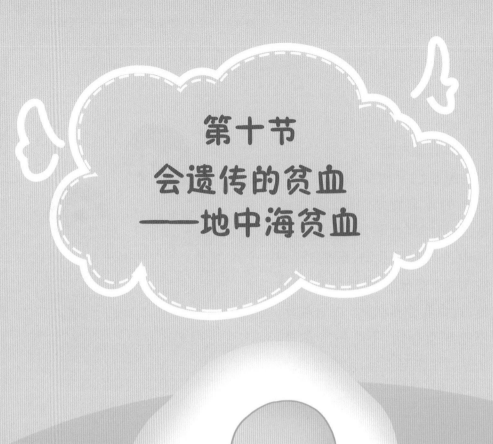

第十节
会遗传的贫血
——地中海贫血

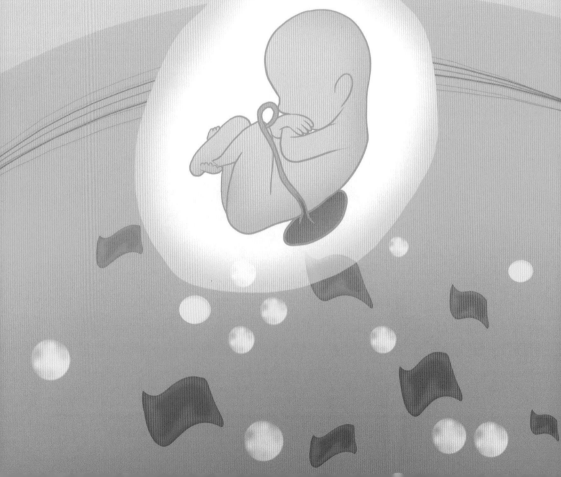

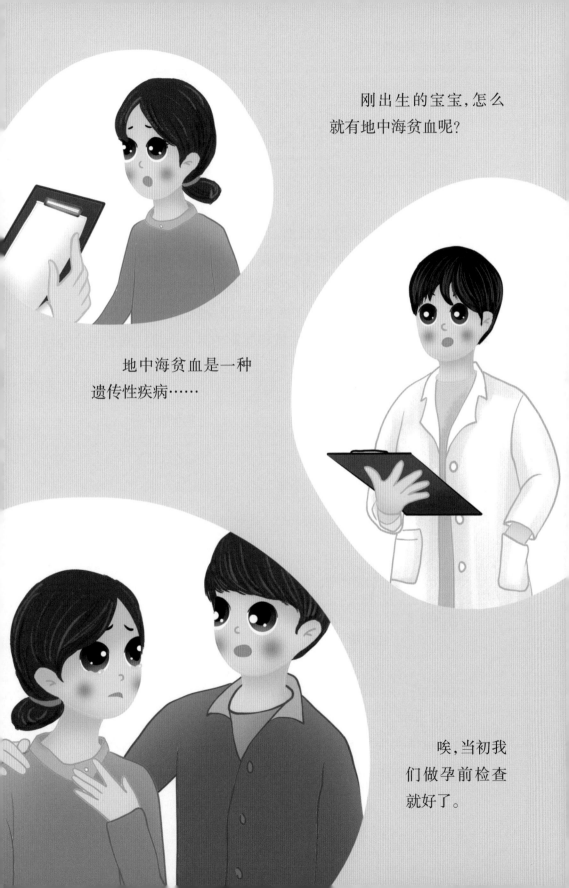

科普时间

知识点 1：

地中海贫血又称海洋性贫血、珠蛋白合成障碍性贫血，因为最早发现于地中海沿岸国家而得名，严重影响儿童健康和出生人口素质。地中海贫血是一种遗传性疾病，在我国多见于南方沿海地区——两广（广东、广西）、两湖（湖南、湖北）、四川、浙江、福建和台湾地区。这种疾病是由于红细胞内的血红蛋白数量和质量的异常造成红细胞寿命缩短的一种先天性贫血。

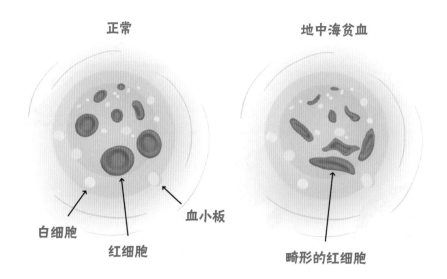

正常　　　　　　　　地中海贫血

白细胞　　红细胞　　血小板　　畸形的红细胞

知识点 2：

正常情况下，一个人拥有两组正常的珠蛋白基因，一组遗传来自父亲，另一组遗传则来自母亲。假如父母的染色体上携带有缺陷的珠蛋白基因，就有可能遗传给自己的孩子，使其患上地中海贫血。

知识点 3：

地中海贫血目前尚无特殊根治方法。只有间断输血或输浓缩的红细胞以补充红细胞的不足。患者由于长期贫血，导致机体缺氧和其他营养成分缺乏，机体免疫力低下，容易发生各种感染性疾病。地中海贫血只会遗传，不会传染。

知识点 4：

对于地中海贫血，目前主要是输血和去铁治疗，另外还有手术治疗及一些特殊的治疗方法。轻型的地中海贫血无需特殊治疗，中间型和重型地中海贫血可采取输血和去铁治疗。在平时的生活中注意休息和营养，积极预防感染，适当补充叶酸和维生素 E。地中海贫血在目前仍是一项医学难题，最好的解决方法是预防。

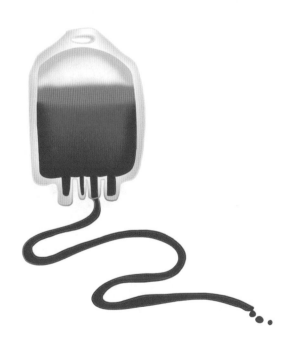

宝妈来问

Q1:怎样知道自己是否得了地中海贫血?

绝大多数地中海贫血携带者没有贫血症状,即使有症状,也是非常轻微的。如果不去做遗传学方面的检测,一般很难发现。如果我们想知道自己是不是地中海贫血基因的携带者或者患者,可以先做地中海贫血筛查。如果筛查结果为阳性,只能说明你是可疑对象,最终只有通过地中海贫血基因检测才能确定你是携带者还是患者。

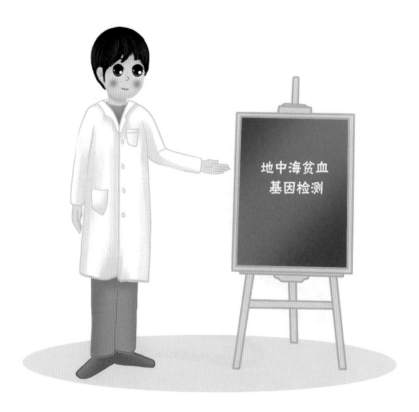

Q2:家有地中海贫血患儿,家长在日常照护方面需要注意哪些?

地中海贫血患儿往往身体虚弱,寒冷季节,家长要注意给孩子做好保暖,传染病流行时少去人多拥挤的地方,预防感染;多带孩子进行户外活动,呼吸新鲜空气,进行适宜的体育锻炼。饮食上,给孩子吃的食物应营养丰富、富含蛋白质,少辛辣重口味、油腻或生冷食物,不干净的食物最好不要吃。不能让孩子过饱或过饥,纠正偏食或挑食的毛病。家长要注意做好自身情绪管理,注意培养孩子积极乐观阳光的心态。

地中海贫血预防手段

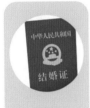
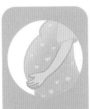

孕前
婚育指导
防遗传病

出生前
产前筛查
防先天病

婴幼儿期
婴儿筛查
提早干预

成年期
婚育指导
减少发生

【小提示】

家长要注意地中海贫血患儿的服药安全。即便是一般感冒,也要遵医嘱用药哦!

第十一节

"蛋蛋"失踪、"丁丁"长相奇怪之谜——隐睾、尿道下裂

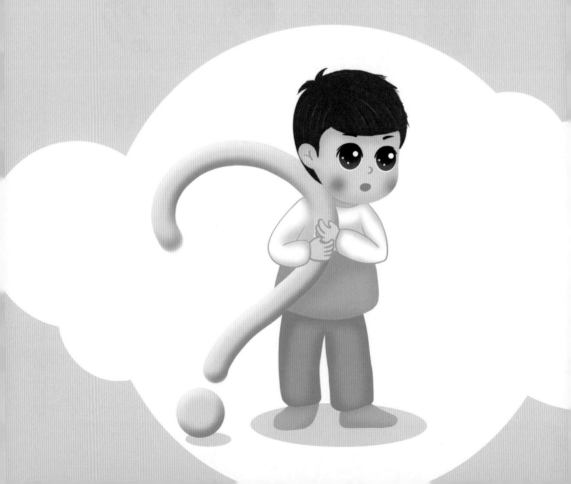

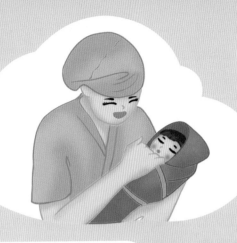

生了个男孩儿!

咦?"蛋蛋"哪去了?
小"丁丁"的"嘴巴"
开口怎么长在下面?

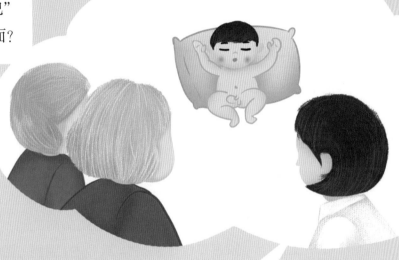

"东西"还在,可能是隐
睾和尿道下裂。

隐睾?尿道下裂?

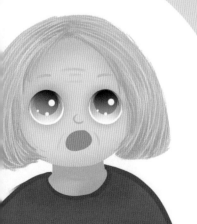

科普时间

知识点 1：

男宝宝出生后，如果阴囊里没有摸到"蛋蛋"，可能是有一个或两个睾丸没有进入阴囊，这种情况叫做隐睾。隐睾是小儿生殖系统常见的先天性发育畸形，它包括睾丸下降不全、滑动睾丸、睾丸上缩、睾丸异位及睾丸缺如等。

知识点 2：

如果家长发现男宝宝的小"丁丁"的"嘴巴"有点歪，可能是尿道下裂，这是男孩第二常见的生殖器出生缺陷。排名第一的就是隐睾哦！

知识点 3：

尿道下裂常见分型：

1. **阴茎头型**　最常见，尿道口位于阴茎头附近。

2. **阴茎体型**　尿道口位于阴茎体部下方（腹侧），阴茎常向下弯曲。

3. **阴茎阴囊型**　尿道口位于阴茎和阴囊交界处，阴茎发育不良并严重向下弯曲。

4. **会阴型**　尿道口位于阴囊与肛门间，阴茎短小并被包皮和阴囊遮盖，外生殖器酷似女性。

宝妈来问

Q1:刚出生的宝宝就发现有隐睾,怎么办?

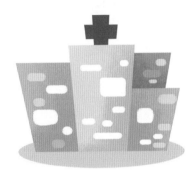

新生儿隐睾一般可在6个月内自行下移。如果在6个月时,睾丸仍未降至阴囊内,家长应带宝宝到医院接受治疗,促使其归位,减少功能损伤和并发症风险。

Q2:宝宝如果有尿道下裂,必须做手术吗?

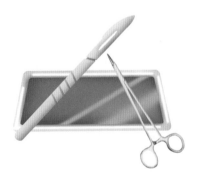

是的!

家长如果发现自家宝宝有尿道下裂,应及时就医,手术是尿道下裂唯一有效的治疗方法,建议在宝宝6~18个月时到医院接受尿道下裂修复手术。

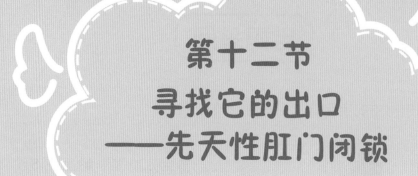

第十二节
寻找它的出口
——先天性肛门闭锁

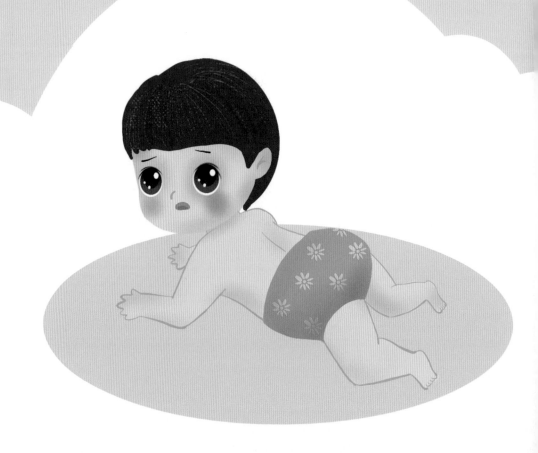

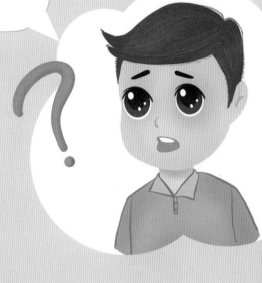

宝宝出生后一直不排大便，还出现了呕吐，怎么会这样？

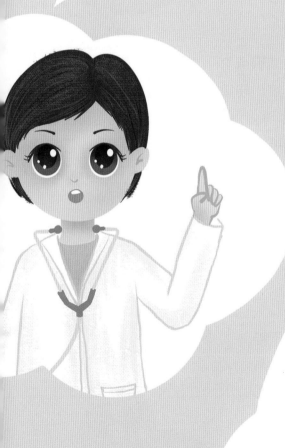

要高度警惕先天性肛门闭锁。

天呐！为什么？

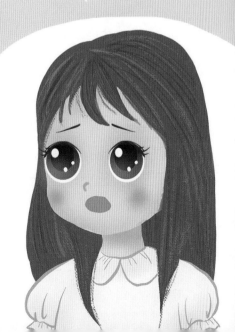

科普时间

知识点 1：

先天性肛门闭锁症又称锁肛、无肛门症。这是一种先天性直肠肛门疾病。患病的新生儿直肠肛门完全闭合，即肛门、肛管、直肠下端闭锁，肉眼从外观上看不见肛门。

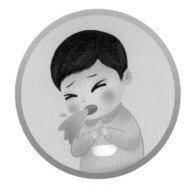

呕吐

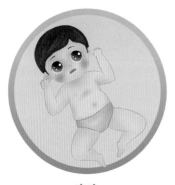

腹胀

知识点 2：

肛门闭锁的患儿主要表现为在出生 24 小时内没有胎便排出，大约在出生后 24~48 小时后出现肠梗阻表现，如腹部逐渐膨胀、呕吐等，晚期还有呕吐粪汁样液体；如果肛门闭锁合并瘘管，女婴阴道口可能有胎便排出，男婴尿液中可能混有胎便及气体。

知识点 3：

由于先天性肛门闭锁的患儿不能及时排出胎便，严重危害患儿的健康与生命安全，因此一旦确诊，应立即接受手术治疗。

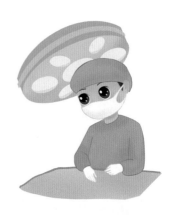

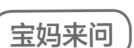

宝妈来问

Q1: 为什么会得先天性肛门闭锁？

先天性肛门闭锁跟民间的"诅咒"没有任何关系，是正常胚胎发育期发生障碍的结果，由于原始肛门发育障碍，未向内凹入形成肛管。会阴往往发育不良，呈平坦状，肛区为完整皮肤覆盖。可合并尿道球部、阴道下段或前庭瘘管。引起肛门直肠发育障碍的具体原因，尚不清楚。

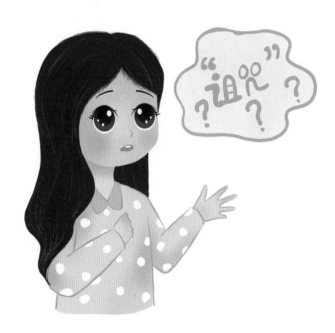

Q2:宝宝因为肛门闭锁做了肛门会阴成形术,请问家长需要注意哪些?

宝宝经手术治疗后需行肛门局部功能锻炼,进行排便训练,对肛门局部做好护理保持清洁干燥。定期到医院复检,如果出现以下情况请及时就医:肛门狭窄、直肠黏膜外翻、肛门失禁、形成瘘管。

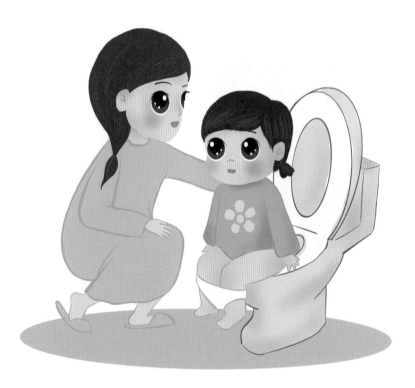

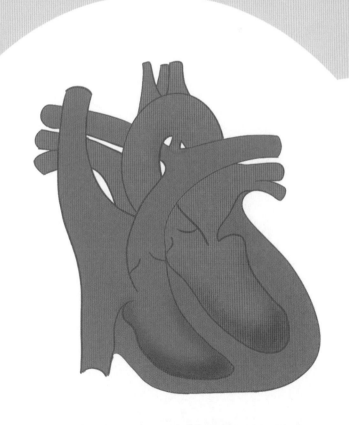

第十三节
由一根"勤劳"管道引发的危机——动脉导管未闭

宝妈最近有点愁,这是宝宝今年第三次因为肺炎住院了。这次,宝妈特地带宝宝去了当地一家三级甲等妇幼保健院。

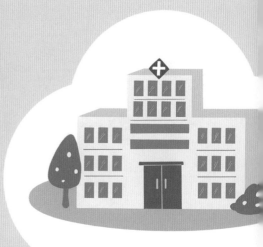

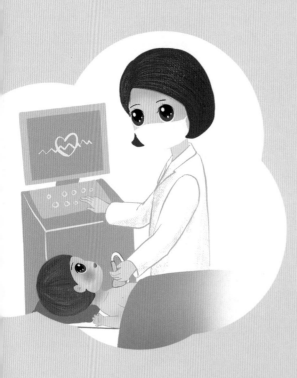

儿科李医生在给宝宝做完常规检查后,又特地加了一项超声心动图检查。

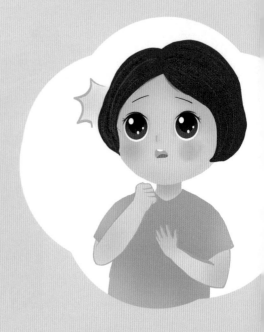

宝妈本来将信将疑。但检查结果出来后,宝妈怎么也淡定不起来了,原来宝宝竟然患有动脉导管未闭!

科普时间

知识点 1：

动脉导管原本是胎儿时期肺动脉与主动脉之间的一根管道。由于此时胎儿还没有开始用肺来呼吸,因此,这根管道是胎宝宝在羊水中维持血液循环的最主要通道。出生后不久,这个管道就会自动关闭。如果宝宝出生 1 岁后,动脉导管仍持续不闭合即为动脉导管未闭。

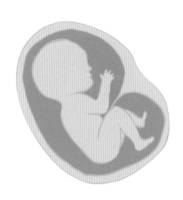

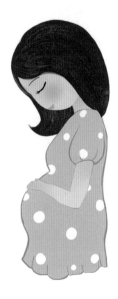

知识点 2：

动脉导管未闭属于先天性心脏病的一种常见类型,目前病因尚不明确。但一般认为与母亲怀孕时的环境以及遗传等因素有关。有资料显示,出生时胎龄不足 29 周、体重不足 1000 克或有窒息史的早产宝宝更容易发生动脉导管未闭。

知识点 3：

如果动脉导管的管径细小，患病宝宝可能在出生后很长时间里，甚至成年都没有任何明显表现；如果动脉导管的管径粗大，宝宝在出生不久就可能出现以下表现：

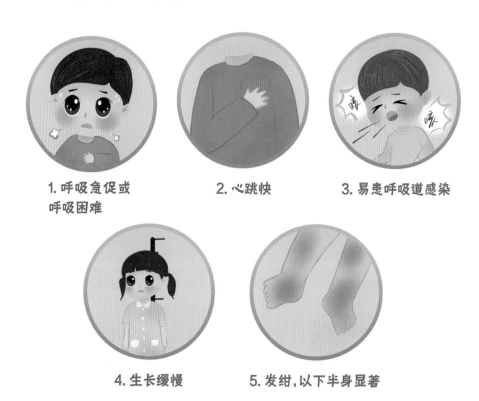

1. 呼吸急促或呼吸困难　　2. 心跳快　　3. 易患呼吸道感染

4. 生长缓慢　　5. 发绀，以下半身显著

知识点 4：

多数的动脉导管可逐渐自行关闭。如一岁后未关闭者可采取适合的介入或手术。有一些过于粗大的或早产儿的动脉导管未闭，还是采用外科手术将导管结扎或切断。

宝妈来问

Q1: 宝宝动脉导管未闭会对他以后的生活有影响吗?

动脉导管未闭儿童未经治疗可能会出现易感冒、发育迟缓等特征。动脉导管细小者可能不会引起并发症,导管粗大且未及时充分治疗的患者可能会出现肺动脉高压、心力衰竭、感染性心内膜炎。

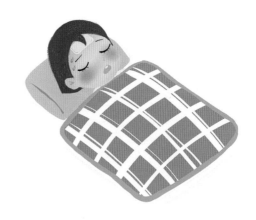

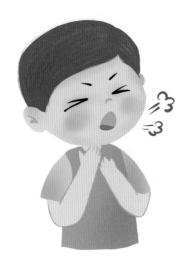

Q2: 家长需要注意哪些?

家长需要带孩子到医院定期复检,观察动脉导管开放情况,如果出现气急烦躁、心率过快、呼吸困难等情况应及时就医。

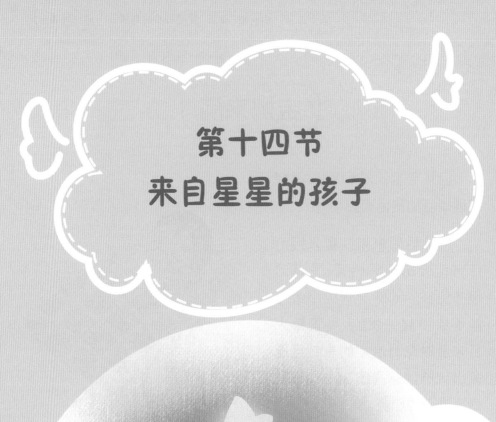

第十四节
来自星星的孩子

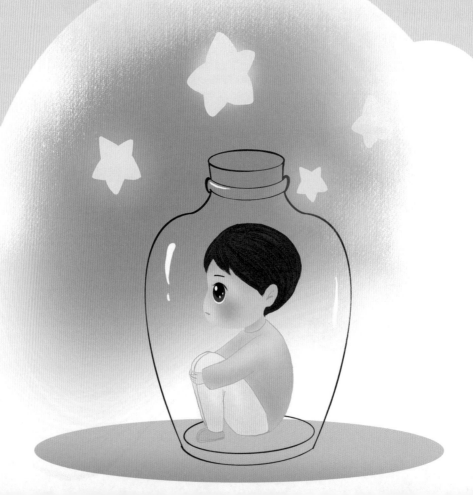

宝宝今年 3 岁,长得虎头虎脑,非常惹人爱的样子。可爸爸妈妈一点儿也高兴不起来。原来,幼儿园的老师告诉他们:宝宝不跟别的小朋友玩儿,不爱说话,也不搭理人。

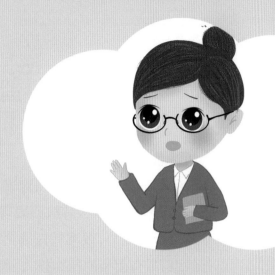

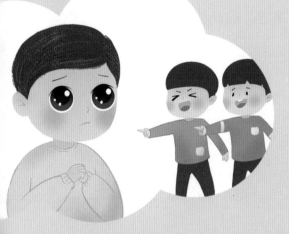

有一天,妈妈来接宝宝,正巧看见一群孩子在齐声叫:"小明小明,你是聋子还是哑巴?"看见老师走过来,小朋友们嬉闹着跑开。

看着一言不发的宝宝,妈妈落泪了:儿子,你说话啊! 你说话啊!

妈妈带宝宝去医院检查,被医生告知:宝宝患有孤独症。

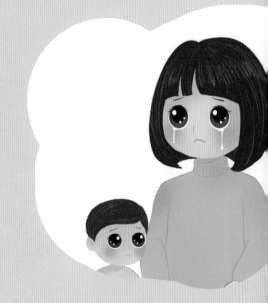

科普时间

知识点 1:

孤独症又称自闭症、孤独症谱系障碍,是以社会交往困难、兴趣范围狭窄及动作行为刻板等核心表现为特征的疾病。这些孩子缺少与他人正常交流的能力,很难适应周边环境的变化。所以他们喜欢沉浸在自己的世界,有固执的行为模式,脾气大。不聋,却充耳不闻;不盲,却视而不见;不哑,语言发育却姗姗来迟。彼此相见却不相知,所以常称呼他们为"来自星星的孩子"。

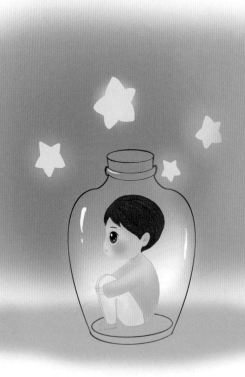

知识点 2：

当孩子出现以下情况时，家长要警惕孩子可能患上孤独症：

1. 不 / 少看

主要是目光接触异常，在交流时视觉注视缺乏或减少，对人尤其是眼神的交流减少。比如 4 月龄不会看着别人的脸微笑；18 月龄与人无目光交流。

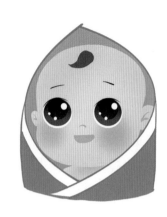

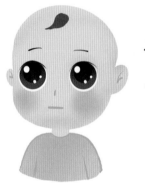

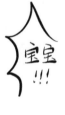

2. 不 / 少应

主要包括 12 月龄对别人叫自己的名字没反应，但听力正常；18 月龄目光不会跟随别人手指的方向看东西。

3. 不 / 少指

主要是交流时缺少恰当的肢体动作，比如 18 月龄不会用食指指东西。

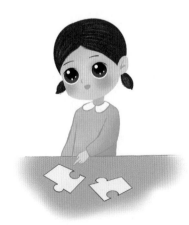

4. 不 / 少语

主要是语言发育明显落后于同龄孩子。比如 6 月龄发音少,不会笑出声;18 月龄不会有意识叫"爸爸"或"妈妈";24 月龄不会说至少 3 个物品的名称;2 岁半不会说 2、3 个字的短语。

5. 不当

主要是一些不恰当的行为和异常的感知觉:12 月龄后对玩具车的前进后退等功能不感兴趣,反而长时间盯着旋转的车轮;言语能力的倒退;对噪声、光线、气味的异常敏感或迟钝。

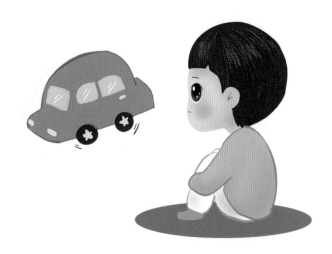

知识点 3:

孤独症的治疗目前以教育干预为主,行为矫正、药物治疗等相结合。教育干预遵循早期长程、科学系统、个体训练、家庭参与的原则,以改善社会交往,同时促进智能发展,培养孩子独立生活、学习、工作能力。

宝妈来问

Q1: 孤独症是父母带养造成的吗？

不是。

孤独症是一种神经发育性障碍，从胎儿期开始，各种对孩子大脑产生损害的因素均有可能造成孤独症。但家庭教育会影响到孤独症孩子的治疗效果。

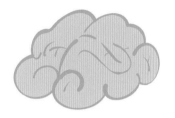

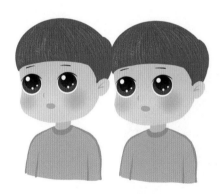

Q2: 孤独症会遗传吗？

会。

但不是 100%。有研究发现在孤独症患者的同胞中，孤独症患病率为 50%，孤独症同卵双胞胎和异卵双胞胎的孤独症患病率分别为 96% 和 27%。

Q3: 孤独症可以治好吗？

根据医学发展的现状，没有找到孤独症患病的根本原因，无法给予能完全康复的保证，就像原发性高血压不能治愈，需要长期控制。但近年来研究发现，早期发现、早期干预可以提高孤独症孩子的生活质量。

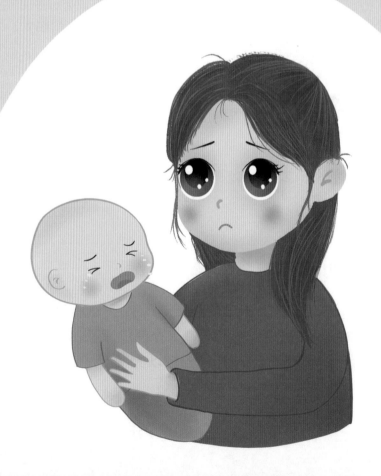

第十五节
宝宝反复生病——警惕
免疫缺陷病

小宝宝被妈妈抱在怀里又来了医院,上个月她才刚刚从医院出院回到家,没想到这个月又来了医院。

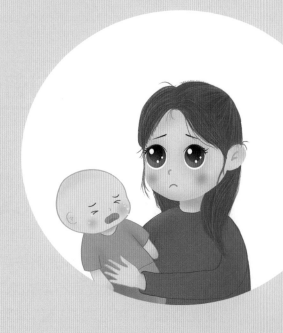

护士看着熟悉的一家人感慨:这个宝宝几乎每个月都来住院一次,上个月刚康复出院,今天怎么又来了?

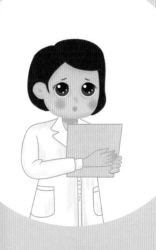

医生思索道:这孩子可能免疫功能有缺陷。免疫力低下,所以比正常的孩子更容易受到病毒或细菌侵害而患病。

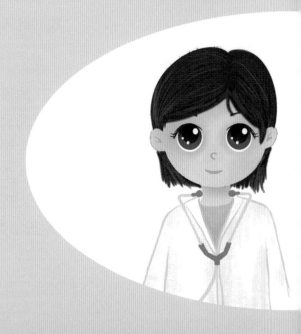

科普时间

知识点1:

人体的免疫系统就像警察,时刻对我们身体的健康情况进行监测,如果致病的细菌、病毒等"坏蛋"进入身体搞破坏,或者有遭到破坏的细胞,免疫系统就立即行动起来,启动免疫程序,将这些"坏蛋"清除出我们的身体。因为有了免疫系统的保护,我们才能拥有健康的生活。

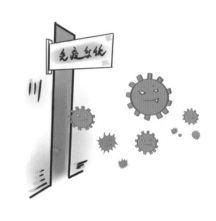

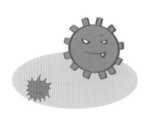

知识点2:

当然,警察叔叔也有生病的时候,一旦我们的免疫系统"生病"了,麻烦可就大了。细菌、病毒就可能随时入侵我们的身体,让我们得病。这种病就是免疫缺陷病。

知识点3:

导致我们免疫系统"罢工"的原因很多。根据发生的原因,我们把免疫缺陷病分为:先天性免疫缺陷病,主要与遗传有关,常见于婴幼儿;获得性免疫缺陷病,多因严重感染、恶性肿瘤、应用免疫抑制药物、放射治疗等原因引起,可发生于任何年龄。

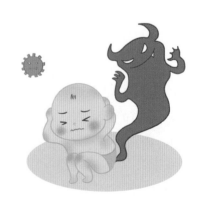

知识点 4:

宝宝年龄越小,感染频率越高,病情也越重。感染可表现为反复的或持续的,急性的或慢性的。两次感染之间无规律,没有明显间隙。感染的部位以呼吸道感染最常见,也容易合并细菌、病毒和真菌感染。容易得气管炎、肺炎、中耳炎、化脓性脑膜炎和皮肤感染。

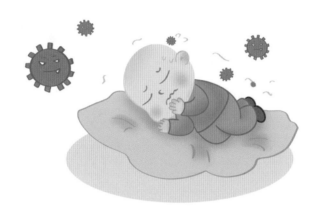

知识点 5:

免疫缺陷病的 10 大临床预警症状:

1. 1 年内中耳感染次数 > 4 次。

2. 1 年内严重鼻窦感染 > 2 次。

3. 抗生素治疗 2 个月疗效不佳。

4. 1 年内患肺炎 > 2 次。

5. 婴幼儿体重不增或生长发育极度迟缓。

6. 反复深部皮肤或器官脓肿。

7. 持续鹅口疮或皮肤真菌感染。

8. 需要静脉应用抗生素以清除感染灶。

9. ≥ 2 处的顽固性感染(包括败血症)。

10. 有原发性免疫缺陷病家族史。

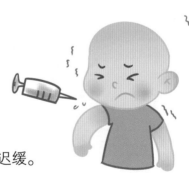

宝妈来问

Q1: 免疫缺陷病能治好吗?

严格来说,免疫缺陷是不能治愈的,但是部分孩子可以通过长期甚至终身治疗提高、获得免疫力。

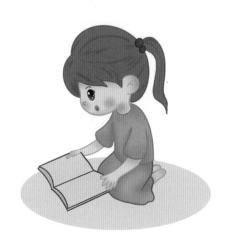

Q2: 发现宝宝有免疫缺陷病,该怎么办?

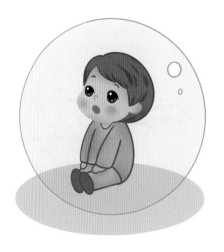

电影《泡泡男孩》描述了一个患有原发性免疫缺陷病男孩的生活。他从出生开始就住在一个透明的大泡泡球里,他能透过大球看世界,但不能直接触及这个世界。对于原发性免疫缺陷病的孩子,需要做到精心的护理,才能提高他们的生活质量,延长他们的寿命。

Q3：照顾免疫缺陷宝宝需要注意些什么？

第一，在天气变化时，家长要注意及时给孩子添减衣服，尽量避免孩子感冒。在传染病（如流感）流行季节，要尽量避免孩子暴露于感染源，预防感染，建议最好有自己独立的房间，勤开窗通风，空调及地板清洗和消毒，也不要去超市或商场等人多而空气流通差的地方。如果周围有感染的小朋友，应及时让孩子避开，可暂时不去学校。

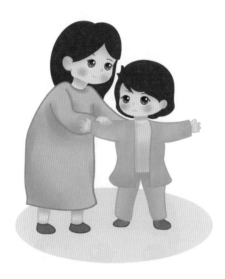

第二，原发性免疫缺陷病的孩子，其计划免疫具有特殊性，均不能接受活疫苗或活菌苗（如脊髓灰质炎、麻疹、流行性腮腺炎、风疹、卡介苗）免疫。

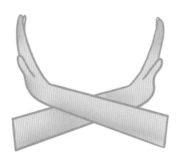

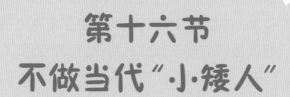

第十六节

不做当代"小·矮人"

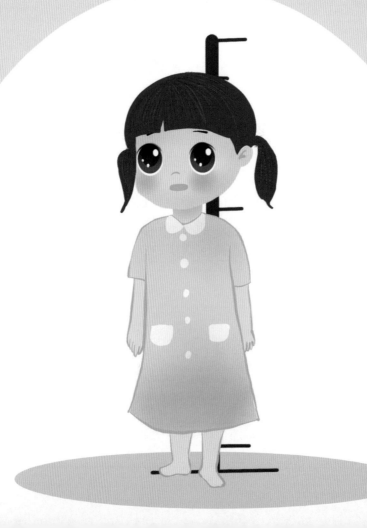

妈妈心中一直有一道坎：宝宝在 6 月龄、12 月龄、24 月龄、3 岁一直比同龄人矮，而且矮很多，每当和别人的妈妈聊天，总是自觉地低下了头……

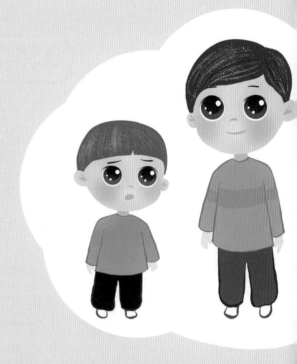

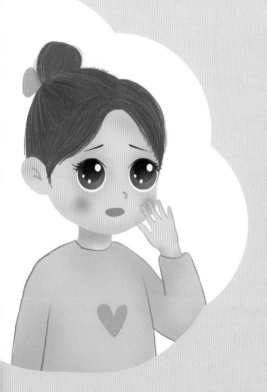

昨天，小宝宝在幼儿园回答问题。

老师：你站起来回答吧。宝宝说：我已经站起来了啊。

有人说，宝宝得的是"矮小症"。这是妈妈的一块心病！

科普时间

知识点 1:

　　宝宝身高影响因素是多重的,包括 70% 的遗传因素,30% 的后天因素,俗称"七分天注定,三分靠打拼"。后天因素包括睡眠、运动、营养、疾病和环境。

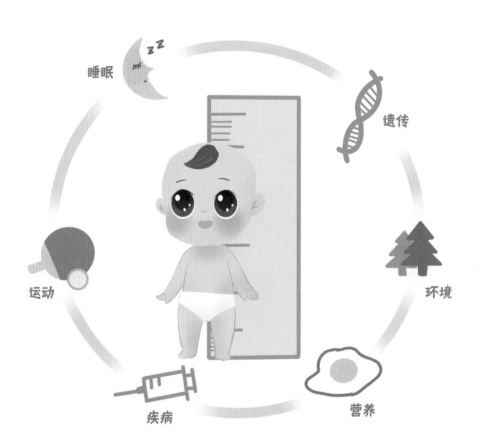

知识点 2:

矮小症又称身材矮小,或者矮身材。矮小症是一种因遗传或疾病因素导致的生长发育障碍性疾病。

知识点 3:

身材矮小对儿童健康相关生活质量有负面影响,相比健康的儿童,更容易出现自卑、敏感、焦虑、自信心缺乏等表现。

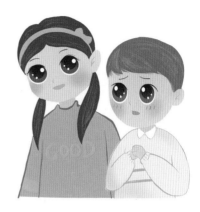

知识点 4:

均衡饮食、适当运动、充足睡眠、定期体检等可以预防和早期发现矮小症。

知识点 5:

建议带孩子进行定期体检,0~1 岁,每 3 个月检查一次;1~2 岁,每 6 个月一次;如果发现身材矮小,一年检查一次骨龄。

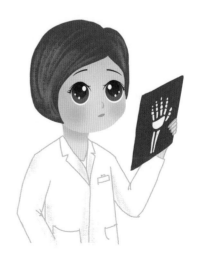

宝妈来问

Q: 有没有什么办法可以让家长早期发现宝宝患有矮小症?

有的。如果宝宝有以下情况中的任何一条,都要警惕矮小症,需要尽快就医。

1. 家长自己或者成年的亲戚中有身材矮小者。

2. 对照孩子相应年龄的身高表,显示矮小。

男孩

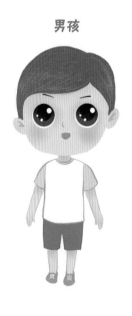

年龄／岁	均值／厘米	偏矮／厘米	矮小／厘米
1	76.5	73.5	71.2
2	88.5	85.1	81.6
3	96.5	93	89.3
4	104.1	100.2	96.3
5	111.3	107.0	102.8
6	117.7	113.1	108.6
7	124.0	119.0	114.0
8	130.0	124.6	119.3
9	135.4	129.6	123.9
10	140.2	134.0	127.9
11	145.3	138.7	132.1
12	151.9	144.6	137.2
13	159.5	151.8	144.0
14	165.9	158.7	151.5
15	169.8	163.3	156.7
16	171.6	165.4	159.0
17	172.3	166.3	160.1
18	172.7	166.6	160.5

女孩

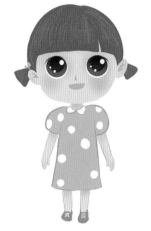

年龄／岁	均值／厘米	偏矮／厘米	矮小／厘米
1	75.0	73.2	71.6
2	87.2	84.9	82.9
3	95.6	91.8	88.2
4	103.1	100.4	98.1
5	110.2	107.3	104.8
6	116.6	110.8	110.8
7	122.5	114.0	114.0
8	130.0	124.6	116.2
9	134.1	130.2	126.7
10	140.1	135.9	132.1
11	146.6	142.2	138.2
12	152.4	148.0	141.1
13	156.3	152.2	148.6
14	158.6	154.8	151.3
15	159.8	156.1	152.8
16	160.1	156.4	153.1
17	160.3	156.7	153.4
18	160.6	157.0	153.7

【小提示】

怀疑身材矮小症:动态追踪观察后,发现生长速度在2岁以内儿童中 < 7.0厘米／年,2~4岁儿童 < 5.5厘米／年,4~6岁儿童 < 5.0厘米／年,6岁至青春期前儿童 < 4.0厘米／年,青春期儿童 < 6.0厘米／年。

第十七节
宝宝总是发烧无汗
——结果却令人"发汗"

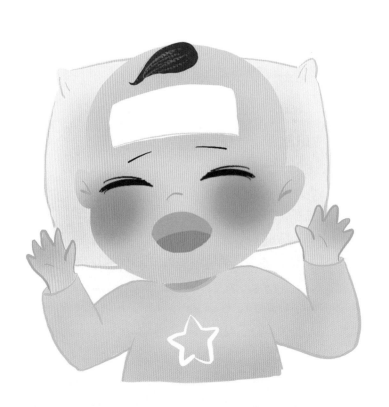

一个脸蛋烧得像红苹果一样红扑扑的宝宝被抱进了诊室。

"医生,您快看下我们家宝贝,又烧到了 40℃,我们家宝贝怎么每次发烧都不出一点汗呢?这次还一直高烧不退,可着急死我了!"一脸愁容的妈妈道。

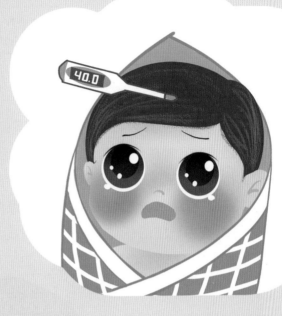

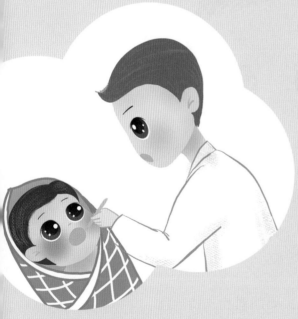

医生仔细一看宝宝皮肤和头发,觉得不对劲,然后又看了看宝宝的牙齿,停顿了3秒后叹了一口气,说道:"你家宝贝每次发烧不出汗可不简单哦!应该是无汗型先天性外胚层发育不良。"

科普时间

知识点 1：

无汗型先天性外胚层发育不良是一种影响多器官功能的先天性遗传病，主要表现为无汗 / 少汗、毛发稀疏、缺牙三联征，半数患儿有指 / 趾甲缺陷或发育不良的表现，有的患儿还表现为中间内凹的脸型、前额突出、鼻梁塌陷成鞍状鼻、唇厚等特殊面容，皮肤光滑干燥、身高偏矮、智力低下。

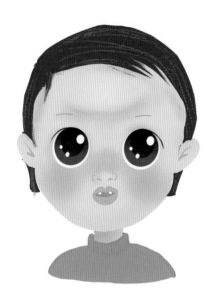

知识点 2：

本病目前无特殊治疗方案，主要为对症支持治疗。

知识点 3：

发热护理方面，做好炎热季节的防暑降温、避免高温环境尤为重要，应少穿、少捂，避免剧烈运动；长大后避免较重的体力活动；发热时及时行物理降温，防止高热引起抽搐、窒息等不良后果。当体温高于正常而低于 38.5 ℃，可减少衣被，在腋下、腹股沟处放置冰袋，如果出现四肢凉、寒战时必须取下冰袋；体温高于 38.5 ℃时，可同时采取温水擦浴，水温保持 35~40℃（低于体温 1℃），依次擦拭额头、颈部、腋下、后背、腹股沟、腘窝、掌心等部位，擦至皮肤微红为宜，用力不可过大。

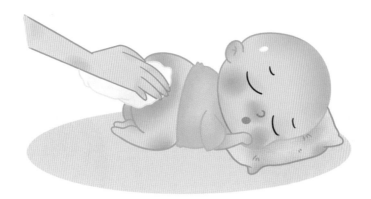

知识点 4：

皮肤护理方面，由于患儿皮肤干燥、粗糙，反复脱皮、脱屑，易造成感染，可用维生素 A 与 3% 水杨酸软膏交替涂皮损处改善皮肤，衣服、床单及被褥要保持干净柔软，每天更换，不用婴儿皂及浴液洗澡，每次大便后清洗肛周皮肤，剪平患儿指甲，以防用手抓挠。

知识点 5：

智力发育落后的患儿可通过综合康复治疗改善症状。必要时于小儿口腔科、整形外科随访。

宝妈来问

Q:怎样才能尽可能预防这种疾病的发生?

　　该病是先天性遗传性疾病,没有症状的父母也可能生出有症状的宝宝,所以对于家族中有可疑外胚层发育不良病史或相关基因携带者的情况,孕前的优生优育健康检查、产前的遗传咨询尤为重要。

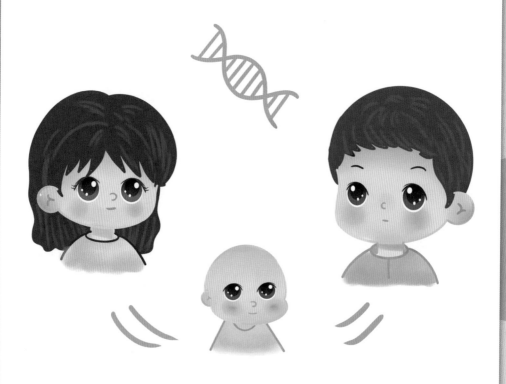

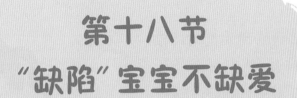

第十八节
"缺陷"宝宝不缺爱

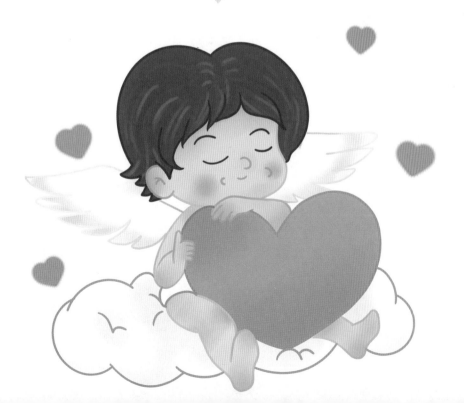

每一个降临到人世间的宝宝都值得被爱，他们都是小天使，即使折了翅膀，也依然可爱。

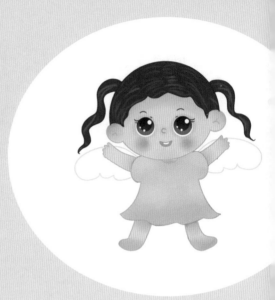

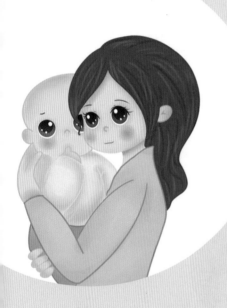

他们依然是妈妈怀中的宝贝，依然有权利去享受温暖的阳光和世界的美好。

蓝天，白云，鸟语，花香……爱，让世界更美好。

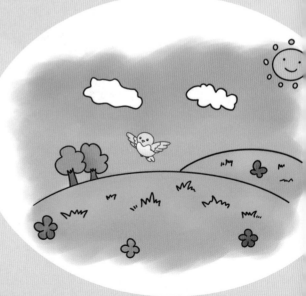

有一些宝宝生下来就和其他宝宝不一样，他们之中有一些的确是不幸的。

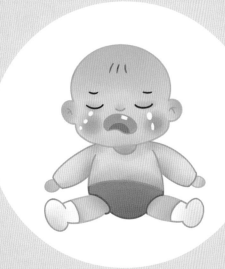

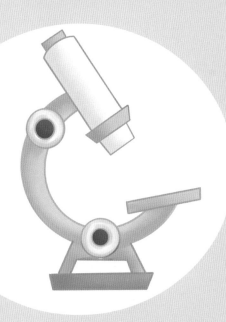

但是值得欣慰的是，现在的医学技术越来越先进，越来越多的医学难题逐渐被攻克，社会上的慈善关爱氛围也越来越浓厚。

相信折翼的小天使们一定会得到很好的照顾，我们也期待着有一天，他们能完全康复成健康的孩子，和其他小朋友一样快乐地学习、玩耍！

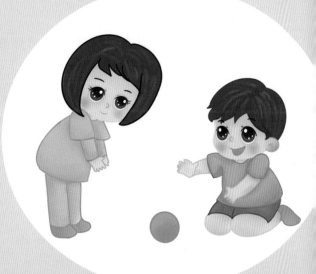

科普时间

知识点 1：

环境要求：居室应阳光充足、通气良好。新生儿居室的温度与湿度应随气候温度变化调节，有条件的家庭在冬季应使室内温度保持在20~22℃，湿度以 55% 为宜。

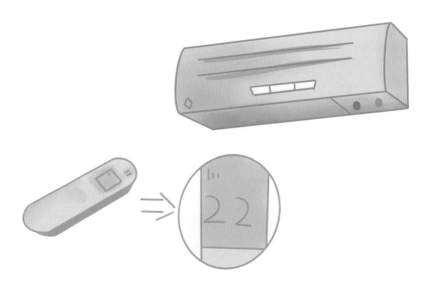

夏季应避免室内温度过高。患病者不应进入小儿居室，尤其是新生儿、早产儿的居室。建议尽早带婴儿到户外活动，尽量去人少、空气新鲜的地方，开始户外运动时间由每天 1~2 次，每次 10~15 分钟，逐步达到每天 1~2 小时；6 月龄以下的婴儿应避免在阳光下直晒；儿童户外活动时要注意防晒，以防皮肤灼伤。

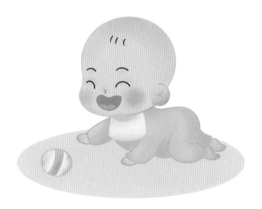

知识点2:

喂养知识:6月龄以内,坚持按需喂养,不要强求喂奶次数及时间。易发生吐奶、胃食管反流的宝宝,可尝试少量多次,睡眠时保持左侧卧位及上体抬高。

对于有先天性心脏病的宝宝也建议采用少量多餐的方法喂养。每次喂宝宝时,不要让他吃得过快过急,如果宝宝吸吮困难,不要一次喂完,中间可以休息几次。宝宝躺下时,最好让他侧向右边,稍抬高床头。哺乳后将患儿轻轻抱起,让他的头靠在你的肩上,轻拍背部,使其咽下的空气排出。

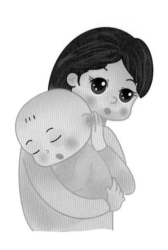

知识点 3：

皮肤护理：新生儿皮肤娇嫩，应每日洗澡保持皮肤清洁，特别注意保护脐带残端清洁和干燥；选择浅色、柔软的纯棉织物，宽松而少接缝，以避免摩擦皮肤和便于穿、脱；新生儿应衣着宽松，保持双下肢屈曲姿势，有利于髋关节的发育；婴儿最好穿连衣裤或背带裤，不用松紧腰带，以利于胸廓发育。对于容易出汗的儿童，应及时拭干汗液并更换隔汗巾，避免受凉。

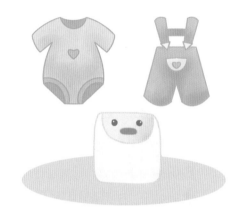

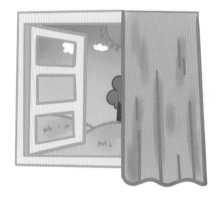

知识点 4：

呼吸道护理：经常锻炼，增强体质，合理饮食保持营养均衡，有助于提高自身免疫力。生活环境保持整洁通风，避免儿童接触到二手烟，尽量避免去人群聚集的场所，以减少与病原体的接触。这些对儿童预防反复上呼吸道感染有重要意义。

宝妈来问

Q1：我们家宝宝一看就是和别人家宝宝不一样，作为宝宝妈妈，我该怎样调整自己的心态呢？

出生有缺陷的宝宝可能会给父母带来震惊、悲伤和内疚，随后会出现焦虑、自卑等一系列心理问题，这是常见的问题。但是我们要充分相信现代先进的医疗技术快速发展，很多有先天性缺陷的宝宝在专业人士和家长的共同努力下都能很大程度的缓解症状、改善生活质量。家长可多渠道、多方面从专业医务人员那里获取对缺陷宝宝有益的各项家庭护理信息，也可向其他同样有类似缺陷的宝妈、宝爸们交流经验、疏通心理，只有当家长慢慢真正地接纳了孩子，才能更好地引导孩子接纳自己，只有这样孩子才能更健康、快乐地成长，收获属于他的幸福和快乐。

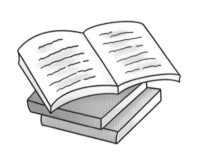

Q2：哪些症状提示宝宝可能存在先天性心脏病？

如果宝宝平日容易呛奶，存在喂养困难，唇周、甲床、鼻尖容易发绀，出现反复呼吸道感染、体重不增、发育落后、体力差、多汗、活动后气促等表现，就需要警惕该病的可能性，建议到医院评估。

小提示

很多有先天性心脏病宝宝的父母都担心宝宝又跑又跳地会发病，所以不敢让宝宝随便活动，甚至走路都不敢让他们走快。但是，如果过度地限制宝宝的活动，可能会造成宝宝心理上的问题，并影响宝宝今后的发展。

其实，先心病的宝宝并非都不能做运动，具体要视情况而定，如果宝宝运动后会出现气喘、口唇发紫、异常疲倦等症状，要限制活动量。如果宝宝运动后不会出现上述症状，是可以做些运动量不大的活动，只要不勉强他做一些能力达不到的运动即可，散步、适当游戏等都是较好的活动。

没有做手术的宝宝，在用药控制疾病期间，要避免剧烈运动，如赛跑、打球等，一般的游戏追逐，在宝宝可忍受的情况下不用限制。

患紫绀型的先心病宝宝，在运动或走路时如果出现突然蹲下的现象，一定不要强迫他继续活动，要让他马上休息。

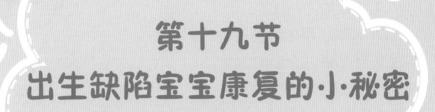

第十九节
出生缺陷宝宝康复的·小·秘·密

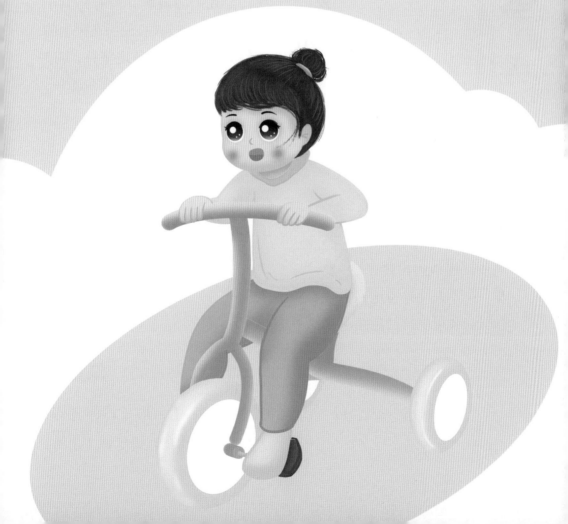

小妮妮刚一出生就被诊断为先天发育缺陷。

医生告知小妮妮的爸爸妈妈：先天发育缺陷会影响宝宝的运动发育，宝宝有可能不会走路，需要尽早进行康复治疗！

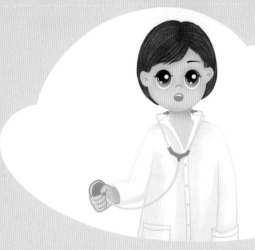

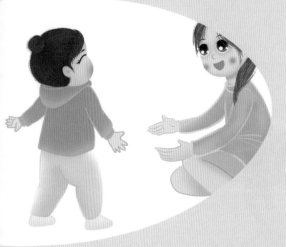

残酷的现实并没有吓倒小妮妮的爸爸妈妈，他们在医生的指导下，日复一日地坚持，奇迹终于在小妮妮的身上发生了！

经历了康复治疗后的小妮妮尝试着走出妈妈的怀抱，她向前试探地迈出步子，一步，两步……小妮妮兴奋地回头喊着："妈妈，我可以自己走路了！"

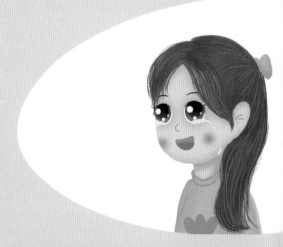

看着女儿开心的背影，妈妈的眼泪止不住流了下来。

科普时间

知识点1：

宝宝有以下情况时需要做康复治疗：

1. 发育指标延迟

（1）运动发育落后，例如3月龄不会抬头、8月龄不会独坐、12月龄不会扶东西站立、18月龄不会独走等。

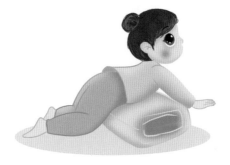

（2）认知语言发育落后，例如3月龄不会微笑、6月龄不会笑出声、8月龄不会区分生人和熟人、12月龄叫名字没反应或不会模仿"再见"和"欢迎"动作、18月龄不会有意识地叫"爸爸"或"妈妈"、24月龄不会说出3个物品的名称等。

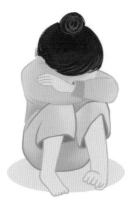

2. 先天性疾病

先天性疾病（例如先天性颅脑发育畸形、先天性脑积水、先天性肢体畸形）导致运动、认知、语言等发育水平明显落后于同龄儿。

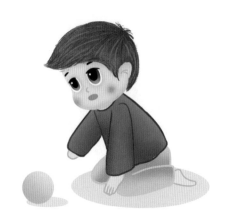

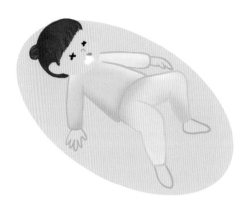

3. 后天性疾病

后天性疾病（外伤、中毒、缺氧、颅内感染等）导致运动、认知、语言等发育水平明显落后于同龄儿。

4. 其他

有早产、缺氧、黄疸、颅内出血、颅内感染病史的高危儿出现运动、认知、语言等发育水平明显落后于同龄儿。

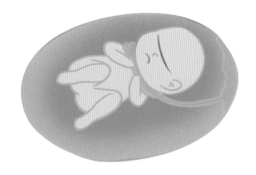

知识点 2：

　　当宝宝由于各种原因出现运动、认知、语言发育落后时，康复治疗可以提升宝宝的大运动、精细运动发育水平，改善宝宝认知和语言表达能力等，促进宝宝健康成长。

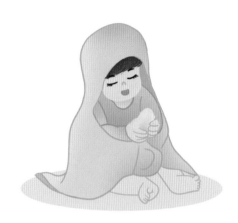

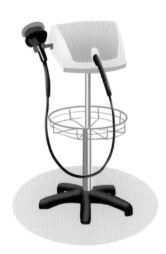

知识点 3：

主要的康复治疗方法：

1. 物理治疗

　　运用手法或声、光、电、磁等物理因子作用于宝宝皮肤或穴位等特定部位，具有促进宝宝运动发育、松弛局部痉挛、提升肌肉力量的作用。

2. 作业治疗

　　运用各种玩具或教具吸引宝宝注意力，共同完成一些小游戏，可以提升宝宝拇食指捏取等手部精细运动和协调性，促进宝宝上肢活动能力的提升。

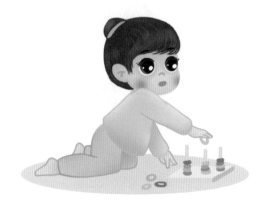

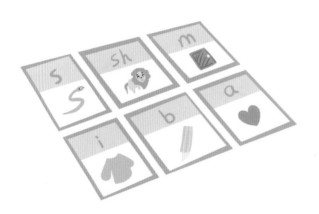

3. 言语治疗

运用手法、卡片、玩具等多种形式训练宝宝的吞咽、构音能力，提升宝宝的听、说等言语交流水平。

4. 传统康复治疗

运用中医药、针灸、推拿等方法作用于宝宝特定部位，具有疏通经络、促进血液循环、改善肌肉紧张度和肌肉力量的作用。

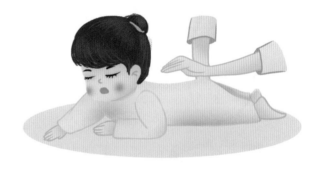

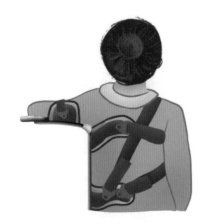

5. 康复工程

运用矫形器、假肢以及各种辅助器具帮助先天缺陷儿童或功能残疾的宝宝最大限度提升独立生活、学习的能力。

宝妈来问

Q1：康复治疗效果怎么样？

康复治疗一定要把握治疗时机，越早治疗效果越好。对于轻中度损伤，大部分可以取得不错的效果；对于重度损伤，也可以改善宝宝的各项功能，提升生活质量。

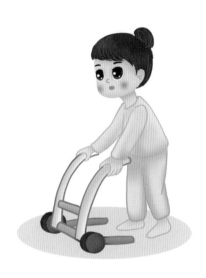

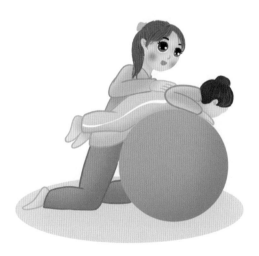

Q2：宝宝在医院做康复，家里还需要训练吗？

宝宝在医院做康复治疗的同时，如果结合家庭功能训练，可以提高宝宝康复治疗的依从性，更好地适应康复治疗，治疗效果更好。

55检